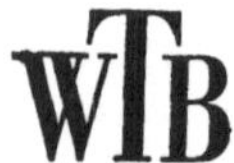 Wissenschaftliche Taschenbücher

*Eine Auswahl
lieferbarer Bände:*

JOACHIM AUTH / DIETMAR GENZOW
KLAUS H. HERRMANN
Photoelektrische Erscheinungen

HANS BANDEMER
ANDREAS BELLMANN
WOLFHART JUNG / KLAUS RICHTER
Optimale Versuchsplanung

FRANK BEICHELT
**Prophylaktische Erneuerung
von Systemen**

JOACHIM BELLACH / PETER FRANKEN
ELKE WARMUTH / WALTER WARMUTH
**Maß, Integral
und bedingter Erwartungswert**

WOLFRAM BRAUER
HANS-WALDEMAR STREITWOLF
**Theoretische Grundlagen
der Halbleiterphysik**

SIEGFRIED BREHMER
Einführung in die Maßtheorie

SIEGFRIED BREHMER
Hilbert-Räume und Spektralmaße

JOHN CUNNINGHAM
Vektoren

GEORG DAUTCOURT
Relativistische Astrophysik

K. CH. DELOKAROV
Relativitätstheorie und Materialismus

WERNER DÜCK
Diskrete Optimierung

HANNELORE FISCHER
JOACHIM PIEHLER
**Modellsysteme
der Operationsforschung**

GOTTFRIED FRITZSCHE
**Grundlagen und Entwurf
passiver Analogzweipole**
Netzwerke I

Entwurf passiver Analogvierpole
Netzwerke II

HERBERT GOERING
**Asymptotische Methoden zur Lösung
von Differentialgleichungen**

HERBERT GOERING
**Elementare Methoden zur Lösung
von Differentialgleichungsproblemen**

EDUARD HERLT / NIKOLAUS SALIÉ
Spezielle Relativitätstheorie

HELMUT HESS
Der elektrische Durchschlag in Gasen

V. I. KARPMAN
**Nichtlineare Wellen
in dispersiven Medien**

ULRICH KAUSMANN
KLAUS LOMMATZSCH
FRANTIŠEK NOŽIČKA
Lineare parametrische Optimierung

A. R. KESSEL
Akustische Kernresonanz

KONRAD KREHER
Festkörperphysik

DIETER KRESS
**Theoretische Grundlagen der Signal-
und Informationsübertragung**

MICHAEL THEILE
SIEGFRIED SCHERNECK
Zellgenetik

HEINRICH BREMER
KLAUS-PETER WENDLANDT
Heterogene Katalyse

PETER BIRNER
HANS-JÖRG HOFMANN
CORNELIUS WEISS
**MO-theoretische Methoden
in der organischen Chemie**

GÜNTER EPPERT
**Einführung
in die Schnelle Flüssigchromatographie**

GERHARD GEISELER / HEINZ SEIDEL
Die Wasserstoffbrückenbindung

HELMUT HRAPIA
Einführung in die Chromatographie

HANS LUPPA
**Grundlagen der Histochemie
Teil I und II**

DIETER ONKEN
Antibiotika — Chemie und Anwendung

BURKART PHILIPP
GERHARD REINISCH
**Grundlagen
der makromolekularen Chemie**

HORST REMANE / RAINER HERZSCHUH
**Massenspektrometrie
in der organischen Chemie**

ADOLF ZSCHUNKE
**Kernmagnetische
Resonanzspektroskopie
in der organischen Chemie**

*Vorschau
auf die nächsten Bände:*

HORST-HEINO VON BORZESZKOWSKI
RENATE WAHSNER
Newton und Voltaire

WERNER DÖPKE
**Dynamische Aspekte der Stereochemie
organischer Verbindungen**

GOTTFRIED FRITZSCHE
**Entwurf aktiver Analogsysteme
Netzwerke III**

FALKO H. HERRMANN
MARINA HERRMANN
Das Hämoglobin des Menschen

GERHARD JACKISCH
**Johann Heinrich Lamberts
„Cosmologische Briefe" mit Beiträgen
zur Frühgeschichte der Kosmologie**

HASSO MEINERT
Fluorchemie

**Das Neutron
Eine Artikelsammlung**

VOLKER NOLLAU
Semi-Markovsche Prozesse

ROBERT ROMPE
HANS-JÜRGEN TREDER
**Über Physik —
Studien zu ihrer Stellung
in Wissenschaft und Gesellschaft**

RAINER SINZ
**Chronopsychophysiologie,
Chronobiologie und Chronomedizin**

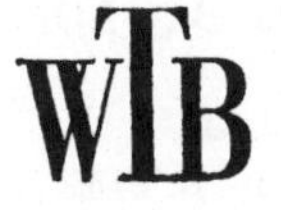

BAND 218

Stephan Schnitzler

Pharmakologische Aspekte von Immunreaktionen

Mit 36 Abbildungen und 20 Tabellen

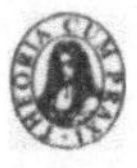

AKADEMIE-VERLAG · BERLIN

Reihe BIOLOGIE

Herausgeber:
Prof. Dr. H. Bochow, Berlin
Prof. Dr. H. Böhme, Gatersleben
Prof. Dr. H. Borriss, Greifswald
Prof. Dr. E. Hofmann, Leipzig
Prof. Dr. J. O. Hüsing, Halle/Saale
Prof. Dr. U. Taubeneck, Jena

Verantwortlicher Herausgeber dieses Bandes:
Prof. Dr. E. Hofmann

Verfasser:
Dr. sc. med. Stephan Schnitzler
Berlin

ISBN 978-3-528-06857-8   ISBN 978-3-322-86069-9 (eBook)
DOI 10.1007/978-3-322-86069-9
1979
Erschienen im Akademie-Verlag,
DDR - 108 Berlin, Leipziger Str. 3—4
Lektor: Christiane Grunow
© Akademie-Verlag Berlin 1979

Lizenznummer: 202 · 100/514/79
Gesamtherstellung: VEB Druckhaus „Maxim Gorki", 74 Altenburg
Bestellnummer: 762 408 0 (7218) · LSV 1314

DDR 8,— M

Herrn Prof. Dr. O. Prokop gewidmet

Vorwort

Die Therapie anaphylaktischer Erkrankungen hat sich in den letzten Jahren wesentlich verändert. Dies geht auf Erfolge interdisziplinärer Arbeit von Immunologen und Pharmakologen zurück. Ergebnisse der Grundlagenforschung konnten sehr schnell in die klinische Praxis überführt werden.

Das Grenzgebiet zwischen Immunologie und Pharmakologie heißt Immunopharmakologie. Es ist keine neue Disziplin. Vor dem ersten Weltkrieg bestand z. B. am pharmakologischen Institut der Berliner Universität eine immunologische Arbeitsgruppe unter FRIEDBERGER, dem Entdecker des Anaphylatoxins. Die Entdeckung wichtiger Studienobjekte der Immunopharmakologie wie die Mastzelle (EHRLICH 1878) und das Histamin (WINDAUS 1907) liegt ebenfalls lange zurück. Eine klassische immunopharmakologische Arbeitsmethode, der SCHULTZ-DALE-Test, wurde erstmals 1910 beschrieben. Die im folgenden Text diskutierten Befunde stammen allerdings überwiegend aus den vergangenen zehn Jahren.

Immunopharmakologie befaßt sich

— mit der Untersuchung physiologischer und pharmakologischer Abläufe bei Immunreaktionen (z. B. Bildung, Abgabe und Reaktionen von Mediatoren wie Histamin, 5-Hydroxytryptamin, SRS-A, ECF-A, Anaphylatoxin, Kininen u. a.),

— mit der pharmakologischen Beeinflussung immunologischer Reaktionen (z. B. Immunosuppression, Antiallergika),

— mit der Anwendung immunologischer Methoden bei pharmakologischen Fragestellungen (z. B. Radioimmunoassay, Rezeptorlokalisation),

— mit der Untersuchung und Beeinflussung immunologischer Reaktionen auf Applikation von Pharmaka.

Die Abgrenzung von Immunologie und Pharmakologie ist fließend, oft nicht realisierbar. Ein gutes Beispiel ist Histamin, das in beiden Disziplinen eine Rolle spielt.

Die Immunologie befindet sich in einer schnellen Entwicklungsphase. Das brachte Fortschritte u. a. auf dem Gebiet der allergischen Reaktionen vom Soforttyp, wo sich die Situation in letzter Zeit „dramatisch geändert" hat (STANWORTH). Hier stellen sich molekular- und zellbiologische Einsichten dar, die Zusammenhänge erkennen lassen. Aus diesen Einsichten wiederum leiten sich Konzepte für neue Pharmaka ab.

Dementsprechend beschäftigt sich der vorliegende Text mit Antikörper-mediierten Reaktionen, insbesondere mit der Anaphylaxie. Immunreaktionen vom Spättyp (zelluläre Immunität) und die zentrale Phase der Immunreaktionen wurden nicht dargestellt. Ihre pharmakologische Beeinflussung (u. a. Immunsuppression) ist in den „Grundlagen der Immunologie" von FRIEMEL und BROCK (WTB, Band 109) beschrieben. Überschneidungen waren zu vermeiden.

Für kritische Diskussionen danke ich Herrn Prof. H. LÖWE, Herrn Dr. sc. K.-CH. BERGMANN und Herrn Diplomchemiker J. FURKERT, für ihre Hilfe bei der Beschaffung von Literatur Frau E. TORNIER und Frau K. MOHS, für die Genehmigung zum Abdruck von Abbildungen den zitierten Autoren.

Inhalt

Abkürzungen

ADP	Adenosindiphosphat
AMP	Adenosinmonophosphat
AT	Anaphylatoxin
ATP	Adenosintriphosphat
B-Zelle	B-Lymphozyt, Bursa (bone marrow)-abhängiger Lymphozyt
C1—C9	Komplementkomponenten 1—9
cAMP	zyklisches Adenosin-3', 5'-monophosphat
cGMP	zyklisches Guanosin-3', 5'-monophosphat
Con A	Concanavalin A
DNP	Dinitrophenol
ECF-A	Eosinophil chemotactic factor of anaphylaxis
EDI	Eosinophil-derived inhibitor
Fab	Fragment antigen binding
Fc	Fragment crystalline
GTP	Guanosintriphosphat
5-HT	5-Hydroxytryptamin
IEP	Isoelektrischer Punkt
Ig	Immunglobulin
IgA	Immunglobulin A
IgD	Immunglobulin D
IgE	Immunglobulin E
IgG	Immunglobulin G
IgM	Immunglobulin M
PAF	Platelet activating factor
PCA	Passive kutane Anaphylaxie
PG	Prostaglandin
PGE_1, PGE_2, $PGF_{2\alpha}$	Prostaglandine E_1, E_2, $F_{2\alpha}$
PHA	Phythämagglutinin
P-K-Reaktion	Prausnitz-Küstner-Reaktion
SDS	Natriumdodezylsulfat
SRS-A	Slow reacting substance of anaphylaxis
TNP	Trinitrophenol
T-Zelle	Thymus-abhängiger Lymphozyt

1.   Die Immunantwort

Da sich der folgende Text wesentlich am Ablauf der Immunreaktionen orientiert, soll zunächst ein kurzer Überblick über die Immunantwort gegeben werden.

Das Immunsystem ist für die Erhaltung der körperlichen Integrität verantwortlich, d. h. für die Unterscheidung von „selbst" und „nicht selbst". Zu diesem Zweck sind vielfältige Signale und Erkennungsmechanismen erforderlich. Daraus leitet sich die Spezifität immunologischer Reaktionen ab. Als Reaktion auf fremdes Material (veränderte körpereigene Substanzen, Fremdsubstanzen) kommt es zur Induktion der Synthese bestimmter Proteine (Immunglobuline, humorale Immunität) und/oder zur Proliferation immunologisch kompetenter Zellen (zelluläre Immunität). Eine weitere Besonderheit der Immunantwort ist das immunologische Gedächtnis, die Fähigkeit, auf wiederholten Kontakt mit einer einmal als „fremd" erkannten Substanz verstärkt zu reagieren.

Die Immunantwort läßt sich in drei Phasen einteilen. Die antigene Erkennungsphase (afferenter Schenkel) beginnt mit der Aufnahme der fremden Substanz durch phagozytierende Zellen (Makrophagen). Neben der Eliminierung des Antigens (Abbau) wird von den Makrophagen auch ein Teil in nativer Form bewahrt und Lymphozyten in geeigneter Form präsentiert. In diese Erkennungsphase sind B- und T-Lymphozyten einbezogen. Diese Zellen, insbesondere B-Zellen, tragen Rezeptoren für Antigene (antigensensitive Zellen). Makrophagen, B- und T-Zellen kooperieren grob vereinfacht in der Weise, daß Makrophagen das Antigen präsentieren, T-Zellen die Träger- und B-Zellen die Haptenspezifität bestimmen. Es kooperieren aber auch T- und B-Zellen, z. T. unter Einbeziehung löslicher Faktoren. Einige Antigene sind ohne diese Kooperationsmechanismen immunogen.

Die Induktions- und Proliferationsphase (zentrale Phase) weist eine Vielzahl biochemischer Veränderungen auf. Umwandlung der Lymphozyten in blastoide Zellen, Induktion von DNS- und Proteinsynthese sowie Proliferation der Zellen kennzeichnen diese Phase. An ihrem Ende liegen Immunglobulin-synthetisierende Plasmazellen (humorale Immunität) und Effektorlymphozyten vor (zelluläre Immunität).

In der Effektorphase (efferenter Schenkel) wird während einer Primärantwort zunächst Immunglobulin der Klasse M (IgM) gebildet, anschließend IgG, das auch die Sekundärreaktion wesentlich bestimmt, und Immunglobuline der Klassen A, D und E. Die zirkulierenden Immunglobuline können u. a.

— an Mastzellen oder basophile Granulozyten gebunden werden (Immunglobuline der Klasse E = IgE) und nach Reaktion mit dem Antigen (Allergen) zur Freisetzung von Mediatoren führen (anaphylaktische oder atopische Reaktion nach GELL und COOMBS, Typ I),

— nach Reaktion mit zellulären Antigenen unter Komplementaktivierung zum Untergang von Zellen führen (zytotoxische Reaktion, Typ II),

— nach Bindung von Antigen und Komplement entweder abgebaut oder in Geweben abgelagert werden (Immunkomplexreaktion, Typ III).

Zytophile Antikörper können Makrophagen spezifisch zytotoxisch gegenüber bestimmten Zielzellen machen. Nicht zytotoxische Immunglobuline können zum Verschwinden ihrer Antigene von Zellmembranen führen.

Die Auslösung der zellulären Immunität (zellvermittelte Reaktion, Typ IV) ist bisher nicht so gut charakterisiert. Einerseits kann ein direkter Kontakt zwischen Effektor-Lymphozyten und Zielzellen zu deren Vernichtung führen, andererseits wird diese zellvermittelte Reaktion durch Freisetzung von Lymphokinen unspezifisch verstärkt, indem weitere Lymphozyten und Makrophagen angesammelt werden.

Bei vielen Reaktionen spielen darüber hinaus Aktivierungen des Komplementsystems, des Gerinnungssystems, des Kinin-bildenden Systems und anderer Entzündungsmechanismen eine Rolle. Das Ziel ist in jedem Fall die Erhaltung der körperlichen Integrität.

2. Überempfindlichkeit vom Frühtyp

Das Immunsystem ist in der Lage, zu lernen und sich an das Gelernte zu erinnern. Das führt zu einem veränderten Verhalten eines Organismus gegenüber bestimmten Substanzen, einer spezifisch induzierten veränderten Reaktionsfähigkeit, oft im Sinn einer Überempfindlichkeit, einer Allergie. Um einen derartigen Zustand induzieren zu können, muß die applizierte Substanz bestimmte Voraussetzungen erfüllen (s. Abschn. 3).

Überempfindlichkeiten vom Frühtyp oder Soforttyp verlaufen in der Regel tatsächlich schneller als solche vom Spättyp. Das wichtigste Unterscheidungsmerkmal ist aber, daß sie durch Immunglobuline übertragbar sind, während beim Spättyp Lymphozyten die entscheidende Rolle spielen.

Antikörper-vermittelte Überempfindlichkeiten lassen sich in die erwähnten drei Typen einteilen. Diese Formen verlaufen nicht streng getrennt, sondern es gibt Übergangs- und Mischformen, insbesondere auch den Spättyp betreffend. Die Auslösung der einen oder anderen Form ist abhängig auch von der Art, Dosis und Applikationsform des Antigens und anderen Faktoren.

In Reaktionen vom Soforttyp sind verschiedene Mediatoren und Verstärkermechanismen einbezogen, die letztendlich die Überempfindlichkeitsreaktion auslösen. Bei anaphylaktischen Erkrankungen gelang es, pathophysiologische Zusammenhänge zu erkennen, wie sie schematisch in der Abb. 1 dargestellt sind. In der induktiven Phase führt ein Antigen zur Bildung spezifischer IgE-Moleküle, die sich an Rezeptoren von Zielzellen (Mastzellen, Basophile) anlagern. Erneute Antigenzufuhr bewirkt nun die Mediator-Freigabe. Diese lösen an ihren Zielzellen die entsprechenden Reaktionen aus,

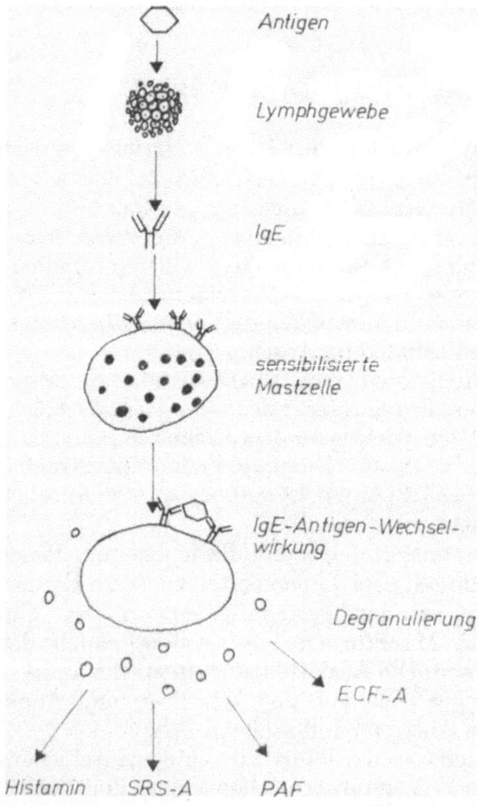

Abb. 1. Schematische Darstellung der Reaktionsfolge bei anaphylaktischen Reaktionen.

die wesentlich in einer Steigerung der Gefäßpermeabilität
und in Spasmen der glatten Muskulatur bestehen.

Anaphylaktische   (= „atopische",   = „allergische",
= IgE-mediierte) Reaktionen sind von großer sozial-
medizinischer Bedeutung. Zwar sind Allgemeinreaktionen
beim Menschen selten, sie können aber bei bestehender
Sensibilisierung nach parenteraler Zufuhr auch kleinster
Antigenmengen ausgelöst werden, z. B. beim Prick-Test,
durch Insektenstiche, Injektion von Pollenextrakten,
Penizillin, Lokalanästhetika, therapeutische Applikation
von Antiserum. Bei hochsensibilisierten Menschen können
schon Mikrogramm-Mengen tödlich sein. Derartige Reaktionen sind schwer vorauszusagen.

Häufig dagegen sind anaphylaktische Lokalreaktionen
wie bestimmte Asthmaformen, Heuschnupfen, Urtikaria
etc.

Die Zahl der manifesten Allergien scheint zuzunehmen.
Die Zahl der Substanzen mit Antigenpotenz ist praktisch
unbegrenzt und unübersehbar. Zu den bekannten Allergenen kommen jährlich noch einige Hundert hinzu. Die
Zahl der potentiellen Allergiker ist vielleicht nur durch
die Größe der Menschheit begrenzt.

Läsionen durch Antikörper gegen Zellen oder Gewebe
spielen u. a. bei Arzneimittelallergien (iatrogene Purpura,
Agranulozytose, bestimmte Anämien) eine Rolle, zu den
Immunkomplexerkrankungen gehören z. B. Glomerulo-
nephritiden und rheumatisches Fieber.

Die Beschäftigung mit diesem Thema bedarf keiner
weiteren Begründung.

3.   Antigene, Haptene und Antikörper gegen kleine Moleküle

3.1.   *Antigene Voraussetzungen*

Wenn das Immunsystem körperfremde Substanzen
erkennen soll, ist zu fragen, weshalb überhaupt eine
Applikation körperfremder Arzneimittel ohne Über-

empfindlichkeiten möglich ist. Welche Voraussetzungen
muß eine Substanz erfüllen, um immunogen zu sein,
d. h. in der Lage zu sein, eine Immunreaktion zu induzieren? Die in diesem Zusammenhang interessanteste ist
das Molekulargewicht. Substanzen mit einem Molekulargewicht unter 5000—10000 sind in der Regel nicht immunogen. Es gibt aber Ausnahmen (Tab. 1). Bei derart
kleinen Molekülen liegt aber der Verdacht sehr nahe,
daß es zu einer Bindung an körpereigene Trägersubstanzen
kommt.

Tabelle 1

(aus SELA [1970]): Einige Immunogene mit geringem Molekulargewicht

Bezeichnung	Molekulargewicht	Tierart
Angiotensin	1031	Meerschweinchen
Tri-Dinitrophenyl-Bacitracin	1928	Meerschweinchen
α-Dinitrophenyl-Hepta-L-Lysin	1080	Meerschweinchen
p-Azobenzolarsonat-Hexa-L-Tyrosin	1200	Kaninchen, Meerschweinchen
p-Azobenzolarsonat-Tri-L-Tyrosin	750	Kaninchen, Meerschweinchen
p-Azobenzolarsonat-N-Azetyl-L-Tyrosin Amid	450	Meerschweinchen
p-Azobenzolarsonat-N-Azetyl-L-Tyrosin	451	Meerschweinchen
p-Azobenzolarsonat-N-Azetyl-D-Tyrosin	451	Meerschweinchen

Aus Untersuchungen mit synthetischen Antigenen
läßt sich ableiten, daß die optische Konfiguration von
Antigenen durch den Antikörper erkannt wird. Von
Bedeutung ist weiter die sterische Konformation. Mit
synthetischen Polypeptiden wurde gefunden, daß Antikörper mehr gegen Konformations- als gegen Sequenz-
Determinanten gerichtet sind (der obere Bindungsbereich
eines Antikörpers liegt etwa bei einem Hepta- bis Oktapep-
tid, meist darunter, so daß Antikörper bei einem Makro-
molekül immer nur gegen kleine Bereiche gerichtet sein
können). Da ein Organismus normalerweise körpereige-

nen Substanzen gegenüber immuntolerant ist, ist „Körperfremdheit" eine weitere Voraussetzung für Immunogenität.

Größere Moleküle weisen viele verschiedene als „fremd" erkennbare, durch die Konformation bestimmte Strukturen auf, die als antigene Determinanten oder Epitope bezeichnet werden. In der induktiven Phase der Immunantwort werden diese Determinanten von B-Zellen erkannt, das Trägermolekül von T-Zellen. Da beide Zellarten kooperieren müssen, können kleine Moleküle für sich allein nicht immunogen sein. Eine Immunantwort gegen sie kann nur induziert werden, wenn sie Teil eines größeren Moleküls sind. Immunogene müssen pluri- oder multivalent sein.

3.2.   Allergene

Die Frage nach der Ursache für das bevorzugte Auslösen anaphylaktischer Reaktionen durch bestimmte Substanzen hat viele Untersuchungen initiiert. Denn wenn auch grundsätzlich jede immunogene Substanz Überempfindlichkeiten hervorrufen kann, sind doch bestimmte „Allergene" bekannt, die überwiegend zu derartigen Erscheinungen führen: Pollen, pflanzliche Fasern und Staub, Allergene aus Samen, aus Epithelgeweben, aus Pilzen, aus Hausstaub, aus der Nahrung und eine Sammelgruppe, dabei Allergene aus Parasiten und kleinmolekulare Allergene.

Isolierung und chemische Charakterisierung stoßen auf besondere Probleme, u. a. die Notwendigkeit, die Tests wesentlich an Menschen auszuführen, wobei diese Tests ungenau und schwierig zu interpretieren und durch Variationen in der Empfindlichkeit der Patienten beeinflußt sind. Einige Patienten sind gegenüber unterschiedlichen Komponenten von Extrakten empfindlich, andere empfindlich gegenüber mehreren Komponenten. Bestimmte allergene Strukturen entstehen erst im Organismus, z. B. durch enzymatischen Abbau etwa von Nahrungsproteinen.

Durch die Einführung neuer in-vitro-Techniken wie zweidimensionale Radioimmunoelektrophorese oder Radioallergosorbent-Test besteht die Möglichkeit, die Allergentestung am Menschen zu reduzieren. Die Notwendigkeit, standardisierte Allergenpräparate einzusetzen, wird immer wieder betont. Die üblichen Allergenextrakte sind im strengen Sinn nicht als injizierbare pharmazeutische Präparationen qualifiziert.

Versuche, die den gen. Substanzen gemeinsame Eigenschaft, Allergien zu induzieren und auszulösen, auf eine ihnen gemeinsame Struktur zurückzuführen, sind insgesamt nicht erfolgreich gewesen. Soweit man verallgemeinern kann, handelt es sich vorwiegend um Glykoproteine, bei denen saure Aminosäuren überwiegen. Sie sind zumeist gut wasserlöslich und Enzymen gegenüber relativ stabil. Sie müssen zwei oder mehr identische oder sehr ähnliche antigene Determinanten tragen. Aminosäure- und Kohlenhydrat-Zusammensetzung verschiedener Allergene gaben keine Hinweise für Homologien. Warum gerade derartige Substanzen IgE-Bildung und damit Überempfindlichkeiten auslösen, ist Gegenstand von Spekulationen. Die Ursache liegt nicht allein in der Chemie der Allergene. Entscheidend sind im Detail oft unbekannte Größen wie Applikationsform, Antigendosis, Zeitpunkt der Applikation, Besonderheiten des Empfängerorganismus (z. B. genetische Voraussetzungen).

3.3.   *Hapten-Träger-Konjugate*

Durch Kupplung von niedermolekularen Verbindungen (Haptene) an Proteine oder andere Träger und Immunisierung lassen sich Antikörper erhalten, die den eingeführten Substanzen komplementäre Strukturen (Bindungsstellen) aufweisen. So sind Antikörper gegen Barbiturate, Morphin, Serotonin, Prostaglandine, zyklische Nukleotide, Herzglykoside, Steroid- und Peptidhormone, Vitamine usw. erzeugt worden. Wegen der Bedeutung derartiger Antikörper und für das Verständnis von Überempfindlichkeitsreaktionen z. B. gegen Arzneimittel sollen die wichtigsten Kopplungsmöglichkeiten skizziert werden.

Haptene lassen sich einführen, wenn sie funktionelle Gruppen enthalten oder diese zu aktivieren sind oder nach einer geeigneten Modifizierung. Sehr viele Versuche wurden durch Kopplung von Di- oder Trinitrophenylgruppen (DNP, TNP) an Proteine vorgenommen. Dinitrofluorbenzol reagiert mit freien Aminogruppen von Proteinen, aber auch mit OH- und SH-Gruppen. Sulfonate der Nitrobenzole dagegen erfassen nur ε-Aminogruppen des Lysins. Ein Vorteil besteht in ihrer Wasserlöslichkeit. Auch Isozyanate besitzen reagible Gruppen.

Die Reaktion mit gemischten Anhydriden erfaßt Haptene mit einer Karboxylgruppe und kuppelt diese an Aminogruppen von Proteinen. So konnten Angiotensin, Bradykinin und Azetylsalizylsäure direkt verwendet werden, während in andere Haptene die Karboxylgruppe erst eingeführt werden mußte (z. B. in einige Steroide).

Reaktionen mit Karbodiimiden dienen dazu, Karboxylgruppen an Aminogruppen zu kuppeln. Die Reaktion kann unter der Verwendung etwa von 1-Äthyl-3-(3-dimethylaminopropyl)-karbodiimid HCl (ECDI) in wäßrigem Milieu bei Zimmertemperatur und physiologischem pH-Wert als „Eintopfreaktion" durchgeführt werden. So konnten z. B. Gastrin, Substanz P, Morphin, LSD, cAMP und Prostaglandine an Träger gekuppelt werden.

Beispiele für modifizierte Haptene bilden Diazotierungen und Oxidation zu Dialdehyden. Die ersten Untersuchungen mit definierten Haptenen wurden von LANDSTEINER durchgeführt. Die Diazotierung kann mit jeder Verbindung vorgenommen werden, die aromatische Aminogruppen enthält. Mit dieser Methode wurden z. B. Chloramphenikol-Proteinkonjugate erzeugt, wobei die

Nitrogruppe des Chloramphenikols zur Aminogruppe reduziert werden mußte. Die Oxidation zu Dialdehyden dient zur Herstellung von Nukleotid- und Nukleosid-Konjugaten an Protein. Der Ribose-Ring wird dabei mit Perjodat zum Dialdehyd oxidiert. Dieser reagiert mit freien Aminogruppen am Protein. Reduktion mit Natriumborhydrat stabilisiert das Reaktionsprodukt. Diese Methode wird besonders zur Herstellung von Herzglykosid-Konjugaten eingesetzt.

Einen anderen Weg stellt die Haptenkopplung mit Hilfe von Spacer-Stücken dar. Mit Diisozyanaten reagieren die freien Aminogruppen des Proteins. Mit m-Xylol-diisozyanat und Toluol-2,4-diisozyanat lassen sich sowohl Proteine verknüpfen als auch Peptide mit Proteinen verbinden. Toluol-diisozyanat wird zunehmend durch Glutardialdehyd ersetzt. Fluoreszeindiisozyanat wird als Fluoreszenzfarbstoff u. a. zur Markierung von Antikörpern und damit zur Lokalisierung z. B. von Hormonen eingesetzt. Weitere bifunktionelle Reagentien für die Kopplung von Proteinen sind dihalogenierte Dinitrobenzole, z. B. 1,5-Difluoro-2,4-dinitrobenzol oder Quecksilberverbindungen, Äthylen-Malein-Anhydrid, der bereits erwähnte Glutardialdehyd, Formaldehyde, Maleinimide u. a.

An die Konjugation schließen sich Reinigung und Charakterisierung der Konjugate an. Durch die Epitopdichte wird die Immunreaktion beeinflußt. Bei sehr hohen Substitutionsgraden ist eine Erkennung des Trägermoleküls zunehmend erschwert, die Antikörper-Bildung dementsprechend vermindert.

3.4.   *Antikörper gegen kleine Moleküle*

Während Antikörper gegen kleinmolekulare Substanzen in der Immunologie seit LANDSTEINER eine wichtige Rolle spielen — Untersuchung antigener Determinanten, struktureller Voraussetzungen der Immunogenität, der Natur der Antigen-Antikörper-Reaktion und Eigenschaften von Antikörpern —, sind sie von pharmakologischem Interesse geworden, als mit Antikörpern gegen Insulin erstmals Antikörper gegen eine pharmakologisch relevante Substanz erzeugt werden konnten.

Antikörper werden in der Regel gegen das Hapten, das Trägermolekül und die durch die Konjugation neu entstandenen Konformationen gebildet. Störende Antikörper z. B. gegen den Träger werden oft durch Absorption entfernt. Das aber ist in vielen Fällen nicht nötig, da man z. B. beim Test das Hapten an einen anderen Träger kuppeln kann. Die Hapten-Antikörper sind bevorzugt gegen den Teil des Moleküls gerichtet, der von der Kupplungsstelle am Träger am weitesten entfernt ist. Dieser Einsicht entsprechend ist die Kupplungsstelle am Hapten zu wählen, wenn hochspezifische Antiseren gebildet werden sollen. So zeigten z. B. Digoxin-Antikörper, die durch Immunisierung mit einem Digoxin-Konjugat erzeugt worden waren, bei dem das Glykosid über den Kohlenhydrat-Anteil gekuppelt und das Aglykon vom Träger-Protein entfernt lokalisiert war, schwache Kreuzreaktionen mit Digitoxin, von dem sich Digoxin nur durch das Fehlen einer Hydroxylgruppe in der C-12-Position unterscheidet. Ein Glykosid mit unterschiedlichem Kohlenhydrat-Bestandteil, aber gleichem Steroid, reagierte etwa gleich gut wie Digoxin mit dem Antikörper.

Ein zweites Beispiel soll noch genauer zeigen, wie weit die Spezifität von Antikörpern gegen Haptene geht. Diese Spezifität wird geprüft, indem die Fähigkeit verschiedener (vergleichbarer) Substanzen bestimmt wird, die Hapten-Antikörper-Reaktion zu hemmen (Hapten-Hemmtest). Zum Nachweis werden bevorzugt radio-immunologische Methoden eingesetzt, die den höchsten Grad von Sensitivität und Präzision aufweisen. Es lassen sich aber auch andere Tests anwenden (Präzipitation, Komplement-Fixation, passive Agglutinationsmethoden, Gleichgewichtsdialyse u. a.).

SPECTOR (1973) kuppelte 5-Allyl-5-(β-Carboxyl-α-Methyl-

Äthyl)-Barbitursäure an Rindergamma-Globulin, immunisierte Kaninchen und testete die Kompetition verschiedener Barbitursäurederivate mit ^{14}C-Barbital um die Bindungsstellen am Antikörper (Tab. 2).

Der Antikörper hat demnach eine hohe Affinität für Barbital, Pentobarbital, Phenobarbital und Secobarbital. Diese Substanzen unterscheiden sich nur in ihrer Substitution am C 5. Schon wenn eine Methylgruppe das Wasser-

Tabelle 2
(aus: SPECTOR [1973]): Kompetition um Bindungsstellen mit ^{14}C-Barbital

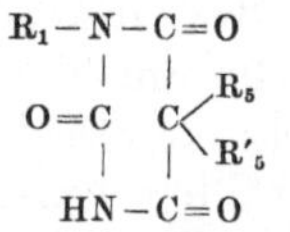

$$\begin{array}{c}
R_1-N-C=O \\
\quad | \qquad | \\
O=C \quad C{<}^{R_5}_{R'_5} \\
\quad | \qquad | \\
HN-C=O
\end{array}$$

Substanz	R_1	R_5	R'_5	Dosis, die den Barbital-Antikörperkomplex um 50% hemmt
1. Barbital	$-H$	$-C_2H_5$	$-C_2H_5$	20 ng
2. Pentobarbital	$-H$	$-C_2H_5$	$-CH(CH_3)-CH_2-CH_2-CH_3$	10 ng
3. Phenobarbital	$-H$	$-C_2H_5$	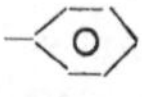 $-C_6H_5$ (Phenylring)	10 ng
4. Secobarbital	$-H$	$-CH_2-CH=CH_2$	$-CH(CH_3)-CH_2-CH_2-CH_3$	5 ng
5. Methbarbital	$-CH_3$	$-C_2H_5$	$-C_2H_5$	> 500 ng
6. Mephobarbital	$-CH_3$	$-C_2H_5$	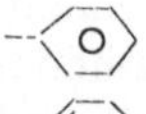 $-C_6H_5$ (Phenylring)	> 500 ng
7. Hexobarbital	$-CH_3$	$-CH_3$	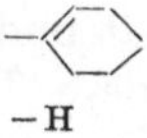 $-$ (Cyclohexenylring)	> 500 ng
8. Barbitursäure	$-H$	$-H$	$-H$	> 500 ng
9. RO-2-1000	$-H$	$-CH_2-CH=CH_2$	$-CH(CH_3)-CH_2-COOH$	20 ng

stoffatom am R 1 ersetzt, wie bei Methbarbital und Methobarbital, bindet der Antikörper nicht mehr. Auch Hexobarbital wurde nicht erkannt. Daß auch die Substitution am C 5 kritisch ist, zeigt die negative Reaktion mit Barbitursäure. Mit einem Radioimmunoassay konnte die Halbwertzeit im Plasma nach i.p.-Injektion für Pentobarbital mit 1,7 h bestimmt werden, Barbital hatte eine Halbwertzeit von 19,3 h.

Das Hauptanwendungsgebiet von Antikörpern gegen kleine Moleküle ist die radioimmunologische Bestimmung dieser Substanzen. Hier werden im Interesse der Spezifität Antikörper benötigt, die möglichst nur mit charakteristischen Abschnitten bestimmter Moleküle reagieren. Da diese für die Unterscheidung wichtigen Abschnitte nicht die Molekülteile sein müssen, die für die biologische Wirkung des Moleküls verantwortlich sind, ist es möglich, daß etwa für den Radioimmunoassay geeignete Antiseren für physiologische Studien weniger geeignet sind, weil sie vielleicht die biologische Aktivität des Haptens nicht neutralisieren.

Die Untersuchung der biologischen Wirkungen von Antikörpern gegen kleine Moleküle steht erst am Anfang. Durch aktiv gebildete oder passiv applizierte Antikörper lassen sich sowohl körpereigene Substanzen als auch körperfremde inaktivieren, wobei die zur Blockierung von bestimmten Wirkungen erforderlichen Antikörpermengen in weiten Grenzen schwanken. Wenn die Assoziationskonstanten des Hapten-Antikörper-Komplexes ausreichend groß sind (sie müssen wahrscheinlich aber nicht größer als die des Rezeptors sein, da die Immunkomplexe nur sehr kleine Dissoziationskonstanten haben), können derartige Antikörper z. B. als Antidot bei Vergiftungen eingesetzt werden, wie es für Glykoside überzeugend im Tierversuch von BUTLER (1973) demonstriert werden konnte. So hoben Anti-Digoxin-Antikörper den Hemmeffekt von Digoxin auf den Na^+-Einstrom in Erythrozyten auf, ebenso den durch Digoxin bedingten Anstieg der Spannung des Katzen-Papillarmuskels. Antikörper schützen aktiv immunisierte Kaninchen vor der (tödlichen) Wirkung von 0,6 mg Digoxin pro kg. 17 Hunde erhielten 3 × je 0,09 mg Digoxin/kg i.m. injiziert. Alle entwickelten Symptome wie Schwäche, Lethargie, Arrthythmie. Die Hunde 1—5 bekamen nur Digoxin. Sie starben ebenso wie vier Hunde, die zusätzlich Kontrollserum injiziert erhielten. Die übrigen Tiere bekamen Anti-Digoxin-Serum von Kaninchen gespritzt. Bei allen wurde die toxische Arrythmie verhindert, alle überlebten und erholten sich von den Symptomen der Vergiftung.

Gegen eine klinische Anwendung derartiger Antiseren beim Menschen sprechen: die lange bekannten Gefahren einer xenogenen Immunserum-Applikation (akute Anaphylaxie, Serumkrankheit etc.), eine überschießende Entfernung von Digoxin, so daß gewünschte therapeutische Effekte unterdrückt werden, schließlich das Freiwerden gebundenen Digoxins beim Abbau des fremden Gamma-Globulins. Diese Gefahren sind zu vermindern, wenn anstelle des kompletten Antiserums isolierte Immunglobuline eingesetzt werden oder gar Fab-Teile, deren Vorteile in folgendem bestehen: Sie sind weniger immunogen (ihr Molekulargewicht beträgt nur ca. 50000 im Vergleich zu 160000 des IgG), das biologisch aktive Fc-Stück fehlt und sie werden nicht wie IgG in der Niere abgelagert, sondern durch die Nieren ausgeschieden. Die Halbwertzeit von Fab beträgt nur 4,3 Tage (für IgG 23 Tage).

Eine klinische Anwendung kommt nur bei sehr schweren, voraussichtlich tödlichen Fällen von Intoxikationen infrage.

Durch Morphinantikörper ließ sich im Tierversuch z. B. der Analgesieeffekt des Morphins aufheben.

Untersuchungen mit Antikörpern gegen 5-Hydroxytryptamin (5-HT) von SPECTOR (1973) zeigten, daß neben der Aufhebung von Wirkungen auch Einblicke in physiologische und pharmakologische Abläufe möglich sind. So konnten mit diesen Antikörpern eine kompetitive Hemmung der 5-HT-Aufnahme durch Thrombozyten, der 5-HT-induzierten Kontraktion von Aortenstreifen und der Hemmung der Adenylatzyklase erzielt werden. Dieser Hemmeffekt kann durch Steigerung der 5-HT-Konzentration überwunden werden. Der Antikörper wirkte auch in vivo. Aktiv immunisierte Kaninchen hatten einen geringeren 5-HT-Gehalt ihrer Thrombozyten als Vergleichstiere. Diese Hemmung muß zu der Zeit eintreten, in der neue Thrombozyten 5-HT akkumulieren. Nach intraventrikulärer Injektion des Antikörpers hemmte er für ca. 45 min den sedativen Effekt von Reserpin. Dieser Befund stützt die Auffassung, wonach 5-HT in die Reserpinwirkung einbezogen ist.

Antikörper gegen Histamin und 5-HT wurden mit dem Ziel eingesetzt, eine immunologische Neutralisierung dieser Mediatoren bei anaphylaktischen Erkrankungen zu erzeugen. Es wurde über eine gewisse Resistenzsteigerung der vorbehandelten Tiere berichtet.

Daß durch zirkulierende Antikörper gegen Moleküle deren Pharmakokinetik verändert werden kann, wurde am Beispiel des Digoxins gefunden, das in immunisierten Kaninchen 27fach verlängerte Halbwertzeiten hatte.

Eine Bindung von Arzneimitteln etwa an Serumalbumin kann zu einem Immunogen führen. Der gebildete Antikörper bindet die Moleküle und entzieht sie dem Rezeptor. In diesem Fall wäre eine höhere Dosierung erforderlich. So ist ein Arzneimitteldepot zu erzielen. Antikörper gegen Morphin wurden mit Nalorphin in vivo abgesättigt. Wurde den Tieren nun Morphin appliziert, wurde Nalorphin freigesetzt und antagonisierte das Morphin.

Daß versucht wurde, durch Kopplung an organspezifische Antikörper oder deren Einbau in Liposomen eine höhere Organselektivität von Arzneimitteln zu erreichen, soll nur am Rand erwähnt werden.

Da die Antikörper eine dem Hapten komplementäre Bindungsstelle aufweisen, wurden sie als Modellrezeptoren angesehen. Die Frage nach der biologischen Aufgabe von Morphinrezeptoren führte in diesem Zusammenhang zu folgendem Experiment: Extrakte aus dem Gehirn von Versuchstieren wurden mit Anti-Morphin-Antikörpern versetzt, diese nach einiger Zeit ausgefällt und zerstört. Im Überstand wurden kleinmolekulare Substanzen (keine Enkephaline) gefunden, die einige Morphinwirkungen in vitro aufwiesen. Möglicherweise handelt es sich hier um eine physiologisch vorkommende Substanz, die mit den Morphinrezeptoren reagiert.

Nicht zu beantworten ist z. Z. die Frage, ob Antikörper in bestimmten Fällen Drogenwirkungen steigern können.

Um Mißverständnissen vorzubeugen, soll betont werden, daß es sich bei den hier diskutierten Antikörpern im wesentlichen um Immunglobuline der Klasse G handelt.

4.   Arzneimittelallergie

Arzneimittel sind als Haptene anzusehen — sie sind (normalerweise) nicht in der Lage, Immunreaktionen zu *induzieren*, können aber bei Erfüllung bestimmter Voraussetzungen die entsprechenden Immunreaktionen *auslösen*. Hier interessieren die Ausnahmefälle, in denen kleinmolekulare Pharmaka doch zu Immunogenen werden. An der Spitze gemeldeter unerwünschter Reaktionen auf Arzneimittel stehen Allergien (insbesondere gegen Antibiotika). Die Bedeutung geht auch aus der Aufstellung eines „sensibilisatorischen Index" hervor.

Voraussetzung für eine Immunogenität von Haptenen ist, daß sie in pluri- oder multivalenter Form auftreten. So können kleine Moleküle Polymerisate bilden oder stabile Aggregate, die immunogen sein können. Ob die Anlagerung kleiner Moleküle etwa an Membranen, die ja oft Grundlage der Bioaktivität ist, oder an Serumproteine ausreicht, sie immunogen zu machen, ist fraglich. Die Hauptursache für die Immunogenität kleiner Moleküle ist eine kovalente Bindung an makromolekulare Träger, sei es, daß die Haptene diese Eigenschaft von vornherein besitzen, sei es, daß sie sie erst im Stoffwechsel erwerben.

Dabei kann die Reaktionsbereitschaft für Proteine durch Freisetzung vorhandener reaktiver Gruppen im Stoffwechsel oder durch Einführung neuer oder Veränderung vorhandener Gruppen erfolgen. Die Situation wird noch durch die Tatsache kompliziert, daß einige Zwischenprodukte des Arzneimittelmetabolismus sehr labil sind und für die Induktion von Immunreaktionen keine direkten Beziehungen zu Blut- und Organkonzentrationen bestehen müssen. Quantitative Beziehungen spielen eine Rolle, wenn der Substitutionsgrad von Trägermolekülen betrachtet wird. Monovalente Antigene mit einer Determinante pro Molekül wirken in der Regel hemmend. Zur Auslösung einer Mastzell-Degranulierung sind zwei- oder mehrwertige Antigene erforderlich, allergische Reaktionen mit Komplement-Aktivierung bedürfen mindestens dreiwertiger.

Tabelle 3
(nach DE WECK [1974b]): Argumente für eine direkte Beziehung zwischen Kopplungsbereitschaft und Immunogenität von Substanzen mit geringem Molekulargewicht

1. Direkte Beziehung zwischen chemischer Reaktivität (d. h. Fähigkeit, Amidbrücken und Aminogruppen zu bilden) und Fähigkeit zur Sensibilisierung

2. Der Antikörper ist für die konjugierte Gruppe spezifisch und nicht für die Original-Substanz (z. B. Penizillin → Penizilloyl-Gruppe → Anti-Penizilloyl-Antikörper)

3. Keine Immunogenität der verschiedenen Moleküle, die reversibel an Proteine gebunden sind (z. B. an Serum-Albumin)

4· Minimale Größe eines Immunogens: 7 Aminosäurereste, minimale Größe einer Antigendeterminante: 3—4 Aminosäuren oder Glukoseeinheiten

Schließlich sind viele Arzneimittelallergien gegen Verunreinigungen der Pharmaka gerichtet.

„Gruppenreaktionen" sind Kreuzreaktionen, deren Ursache die begrenzte Spezifität von Antigen-Antikörper-Reaktionen ist, bei denen Antikörper verwandte, aber nicht identische Antigene erkennen oder bei denen mehrere Allergene identische Metabolite oder identische aktive Gruppierungen bilden.

In Anlehnung an UEHLEKE (1974) soll gezeigt werden, wie aromatische Amino- und Nitroverbindungen sensibilisieren können. Anfangs wurden nur die im Stoffwechsel entstehenden Aminophenole für wirksam gehalten, die nach weiterer Oxidation zu Chinoniminen und Chinonen mit Proteinen reagieren können, wie z. B. bei 2-Amino-1-Naphthol gezeigt wurde (Abb. 2).

Anilinderivate und aliphatische Amine sind aber durch Lebermikrosomen zu den entsprechenden Hydroxylaminderivaten und N-Oxiden umzuwandeln, die sehr reaktiv

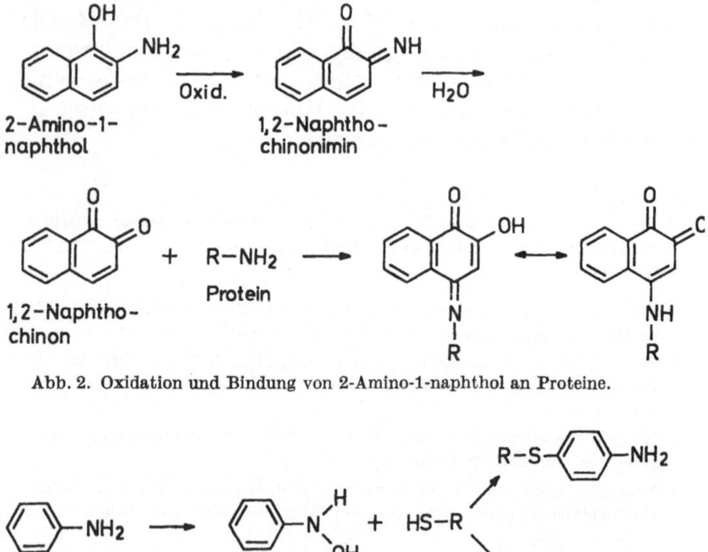

Abb. 2. Oxidation und Bindung von 2-Amino-1-naphthol an Proteine.

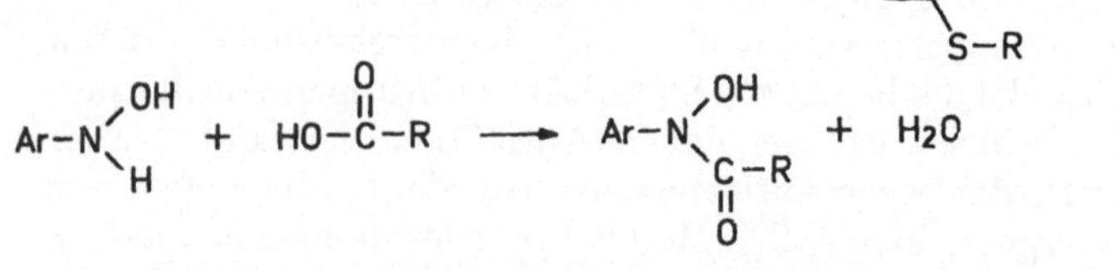

Abb. 3. Reaktion von Arylhydroxylaminen mit SH-Gruppen und Säuren.

sind, Hydroxylamine können mit SH-Gruppen und Karboxylgruppen reagieren (Abb. 3).

Reaktionsfähige Strukturen entstehen z. B. auch bei der Bildung von Reduktonen und Radikalen.

Sehr gut untersucht ist die Penizillin-Allergie. Abb. 4 zeigt, daß die Penizilloyl-Determinante, die die Hauptdeterminante ist, auf verschiedenen Wegen gebildet

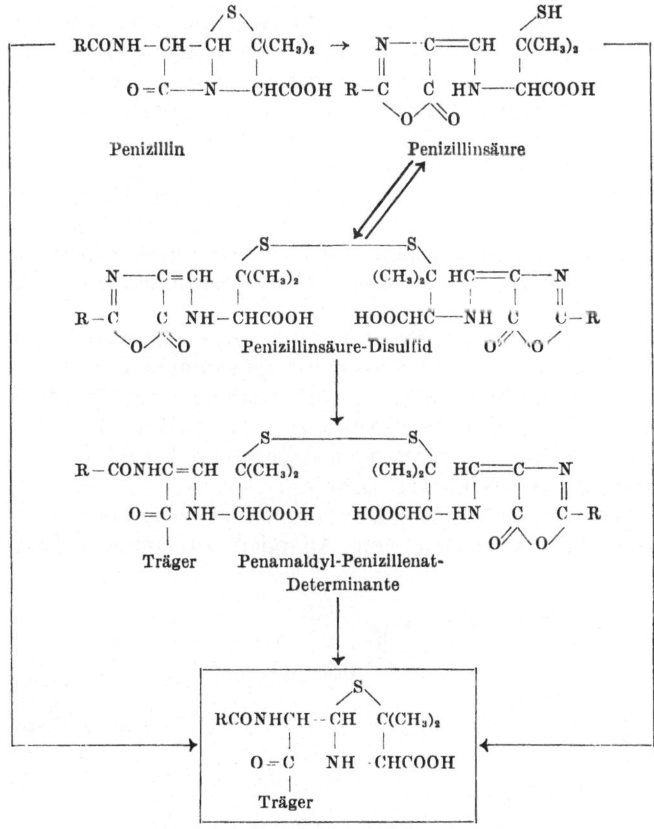

Abb. 4. Bildung der Penizilloyl-Determinante (aus: SCHNEIDER und DE WECK 1969).

werden kann. Neben dem seit längerer Zeit bekannten Hauptweg über die Penizillinsäure ist eine direkte Reaktion von Penizillin mit geeigneten Trägern möglich. Ein dritter Weg geht über das Disulfid der Penizillinsäure. Die Kopplung des Penizillins erfolgt hauptsächlich an ε-Aminogruppen von Proteinen, aber auch andere Funktionen können substituiert werden. Als ursächlich für die Induktion von Penizillin-Allergien werden weiter auch Verunreinigungen angesehen, die sich aus der Synthese ergeben, z. B. Karboxymethylzellulose, die oft in kommerziellen Penizillinpräparaten vorhanden ist und zumindest für die Auslösung allergischer Erscheinungen geeignet ist, denn sie kann Penizillin gut binden. Für Allergien wurden auch Proteinverunreinigungen verantwortlich gemacht, die z. B. bei der Herstellung halbsynthetischer Penizilline in Form von Enzymen vorhanden sein können. Vielleicht ist durch chemische Reinigung die Quote allergischer Reaktionen etwas zu mindern.

Bei Salizylsäure-Präparaten wurde gefunden, daß weniger Azetylsalizylsäure selbst als vielmehr Verunreinigungen für die Induktion von Allergien verantwortlich sind, wie Azetylsalizyl-Anhydrid (I), Azetylsalizylsäure (II, R = Azetyl) oder Salizylsalzylsäure selbst (II, R = H) und cis-Disalizylid (III) (Abb. 5).

Insbesondere DE WECK hat empfohlen, zwischen Induktion und Auslösung von Allergien zu unterscheiden.

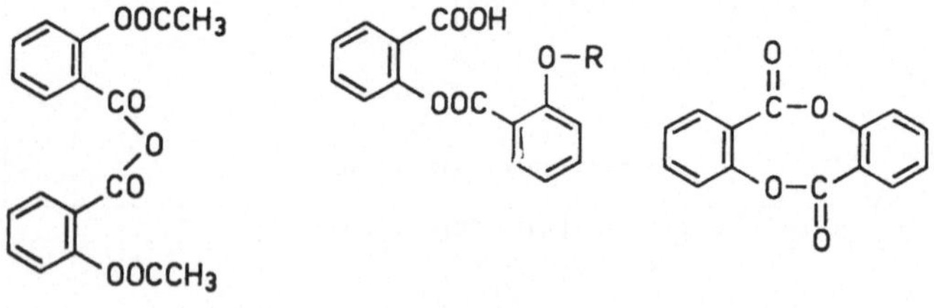

Abb. 5. Verunreinigungen der Azetylsalizylsäure.

Während für die Induktion überwiegend kovalente Bindungen des Haptens an den Träger erforderlich sind, ist die Auslösung auch mit weniger stabilen Verbindungen möglich, im Fall des Penizillins etwa der erwähnte CM-Zellulose-Penizillin-Komplex, weiter Polykondensations-Produkte des Penizillins oder des Penizillinsäure-Disulfids. Es konnte gezeigt werden, daß derartige Komplexe z. T. während der Lagerung in gefrorenem oder gelöstem Zustand entstehen.

Aus der intensiven Beschäftigung mit der Pathophysiologie von Arzneimittelallergien hat sich eine Therapiekonzeption entwickelt, die zu praktischen Erfolgen geführt hat (s. 15.3.).

Tab. 4 zeigt, bei welchen Arzneimittelreaktionen immunologische Mechanismen bewiesen sind, bei anderen sind sie möglich.

Im Zusammenhang mit Arzneimittelallergien sind zytotoxische (Typ II-) Reaktionen auch von pharmakologischem Interesse, wie auch aus der Tabelle 4 hervor-

Tabelle 4
(aus DE WECK [1974a]): Arzneimittelreaktionen mit nachgewiesenen Immun-mechanismen

1. Antikörper vermittelt	Hauptauslöser
a) IgE	
Anaphylaktischer Schock	Penizilline
Generalisierte Urticaria und	Aspirin
angioneurotisches Ödem	
b) IgE/IgG	
Serum-like disease	
c) IgG	
Hämolytische Anämie	Penizilline, Methyldopa, Quinine
Thrombozytopenie	Sedormid, Chlorothiazid, Digitoxin, Quinine, Novobiocin
Agranulozytose	Amidopyrin, Sulfosalazin, Propyl-thiourazil
2. Zell-mediiert	
Morbilliformes Exanthem	Ampicillin, Sultonamide, Mesantoin,
(„rash")	Goldsalze
Erythrodermie	
Drogenfieber	

geht. Daß derartige Reaktionen mit dem Serum von Arzneimittelallergikern übertragen werden können, ist lange bekannt. Während aber zunächst ausschließlich angenommen wurde, daß sich das Medikament zuerst mit der Zelle verbinden müsse, um über ein „komplettes" Antigen zu Antikörpern zu führen (Haptenmechanismus), die gegen das Hapten und den Träger (die Zelle) gerichtet sind, ist heute wahrscheinlicher, daß in der Mehrzahl der Fälle das Immunogen durch Verbindung von Medikament und löslichem Plasmaprotein entsteht und der Antikörper — wie beschrieben — gegen das Hapten gerichtet ist. Die Antikörper-Arzneimittelkomplexe werden dann an Zellen gebunden (Immunkomplexmechanismus). Die Affinität von derartigen Komplexen etwa zu Thrombozyten war sehr hoch. Zur Lyse der Zellen kommt es dann durch Komplement-Aktivierung. Schließlich kann es in diesem Zusammenhang zu Autosensibilisierungen kommen.

Daß bei derartigen Erkrankungen oft nur ein bestimmter Zelltyp betroffen ist, wird mit zufälligen Eigenschaften des Medikamentes und der Antikörperklasse erklärt. Bei Chinidin-Allergie führen IgG-Antikörper zu Thrombozytopenien, IgM zu hämolytischen Anämien.

5.   Rezeptoren und Biomembranen

5.1.   *Rezeptor-Ligand-Wechselwirkungen*

Wenn der Hauptunterschied zwischen Pharmakon und Immunogen dessen Mehrwertigkeit darstellt, sollte die Erklärung für deren unterschiedliche Wirkung im Bereich ihrer Rezeptoren gesucht werden (in diesem Abschnitt ist die Rede von den Immunrezeptoren des afferenten Teils der Immunreaktion, die des efferenten werden am Beispiel des IgE-Fc-Rezeptors in Abschn. 11 besprochen). Dieses Gebiet wird sowohl aus pharmakologischer als auch aus immunologischer Sicht intensiv bearbeitet. Dennoch ist ein großer Teil der folgenden Aussagen spekulativ und aus didaktischen Gründen vereinfacht.

Der Begriff Rezeptor geht auf EHRLICHS Seitenketten-theorie zurück, wonach Rezeptoren Seitenketten einer Zelle sein sollen, an die sich u. a. Antigene oder Toxine anlagern können: „Corpora non agunt nisi fixata". Zur Erklärung des molekularen Mechanismus der Reaktion adaptierte EHRLICH das „Schlüssel-Schloß-Modell", das EMIL FISCHER für die spezifische Wirkung der Enzyme entwickelt hatte.

Als Rezeptoren werden zumeist Bindungsorte für chemische Substanzen an der Zelloberfläche mit charakteristischer molekularer Struktur und chemorekognitiven Eigenschaften verstanden, die Anwendung des Begriffes Rezeptor erfolgt dabei aber oft ohne Berücksichtigung einer differenten Bedeutung in anderen Fachgebieten.

Zur chemischen Struktur von Pharmakon- und Immun-rezeptoren soll hier nur gesagt werden, daß es sich um Glykoproteine, Glykolipide, Lipoproteine und Proteine handeln kann. Einige dieser Rezeptoren wurden in den letzten Jahren isoliert und charakterisiert.

Sowohl bei Antigen-Rezeptor- als auch bei Pharmakon-Rezeptor- (und bei Enzym-Substrat-) Wechselwirkungen sind folgende wesentliche gemeinsame Faktoren zu berücksichtigen (KOROLKOVAS):

1. Die wichtigsten Bindungsarten sind hydrophobe, elektrostatische, Wasserstoff- und Chelatbindungen.
2. Die wichtigsten Abstoßungskräfte sind elektrostatischer und sterischer Natur (sterische Behinderung).
3. Die dreidimensionale Struktur der Proteine legt für jeden einzelnen Fall eine bestimmte Kräftekombination fest.
4. Diese dreidimensionale Proteinstruktur wird grundsätzlich durch die Aminosäuresequenz des Proteins bestimmt.
5. Nur eine kleine Anzahl von Aminosäureresten ist unmittelbar an der Spezifität der Wechselwirkung

beteiligt. Andere, vom aktiven Zentrum weiter entfernte Reste tragen aber wesentlich zur Erhaltung
der spezifischen räumlichen Anordnung der essentiellen
Reste des aktiven Zentrums bei.
Die Notwendigkeit der Multivalenz von Antigenen läßt
vermuten, daß der Unterschied zwischen der Bindung
von Pharmaka und Antigenen in der multivalenten
Bindung dieser besteht.

5.2.   *Fluidität von Membranen*

Multivalente Bindungen setzen eng benachbarte Rezeptoren voraus. Deshalb konnte sich das Multivalenz-Konzept erst durchsetzen, als moderne Vorstellungen von
der Zellmembran wie das „fluid mosaic model" von
SINGER und NICOLSON oder vergleichbare Modelle entwickelt waren. Nach diesen Vorstellungen sind globuläre
Proteinmoleküle mosaikartig in eine Matrix aus einer
flüssigen Phospholipiddoppelschicht eingebettet, so daß
die Membran als eine besondere zweidimensionale flüssige
und orientierte Lösung erscheint. Einige der eingebetteten,
integralen Proteine liegen als einzelne Moleküle vor,
andere als Aggregate aus Untereinheiten. Die ionischen
Oligosaccharidgruppen der integralen Proteine und der
Lipide befinden sich an der Außenseite der Membran
und stehen mit der umgebenden wäßrigen Phase in
Berührung. Die unbeeinflußte Verteilung der Proteine
unterliegt dabei einem thermodynamischen Gleichgewicht.
Bereits geringe chemische oder physikalische Beeinflus-
sungen können ebenso wie Enzymeinwirkungen einzelne
Membrankomponenten beeinflussen und durch eine Diffusion durch die visköse zweidimensionale Lösung zu
einer Umverteilung der Komponenten führen.
Derartige Umverteilungen wurden hauptsächlich mit
fluoreszenzmarkierten Antikörpern oder Lektinen untersucht, sie sind aber auch durch polymere Ionen und
verschiedenste Antigene induziert worden. Die bei niedrigen Temperaturen gleichmäßige Anordnung der Rezep-

toren ordnet sich unter der Einwirkung des Liganden
bei Erwärmung um. Zuerst entstehen kleinere Rezeptor-
ansammlungen (clustering), bei Lymphozyten unter
Einwirkung von Anti-Immunglobulin-Serum z. B. bei
37°C in etwa einer Minute. Wenn sich alle Rezeptoren
an Zellpolen angesammelt haben (hierzu ist ein intakter
Zellstoffwechsel erforderlich), wird von „capping" gesprochen. Der Kappenbildung schließt sich entweder
die Aufnahme der Rezeptor-Ligand-Komplexe in die
Zelle oder deren Abgabe in das umgebende Medium an.
U. a. mit der Fluoreszenz-Polarisation ließen sich neben
diesen großen Bewegungen noch kleine Bewegungen
im Sinne einer Molekül-Rotation darstellen, die möglicherweise von größerer biologischer Bedeutung sind.

Die Fluidität von Zellmembranen und die Mobilität
von Rezeptoren stellen eine generelle Eigenschaft von
Zellmembranen dar, wobei zwischen einzelnen Zellarten
deutliche, z. Z. nicht gut erklärbare Unterschiede bestehen.

Das vorherrschende Konzept relativ stabiler, lang-
lebiger, fixierter Rezeptoren muß nach LOOR durch das
eines dynamischen Status dieser Rezeptoren ersetzt
werden.

Die Beweglichkeit der Rezeptoren ist von der Fluidität
der Lipid-Doppelschicht abhängig. Die Lipide biologischer
Membranen zeigen temperaturabhängige Phasenübergänge
von einer gelartigen in eine flüssig-kristalline Form.
Phasentrennungen führen zum gleichzeitigen Vorliegen
mehr oder weniger flüssiger Regionen. Durch Synthese
und Abbau unterliegen Morphologie, chemische Zusammensetzung und dynamische Eigenschaften einer konti-
nuierlichen Regulation. Die Vielzahl der über Membranfluidität erklärbaren Phänomene und ihre biologische
Bedeutung lenken zunehmend das Interesse auf eine
mehr oder weniger gezielte Beeinflussung der Fluidität.
In diesem Zusammenhang wäre z. B. auch die physiologische und pathophysiologische Regulation der Membranfluidität etwa durch Prostaglandine zu diskutieren.

Durch „Membranmobilitäts-Agentien", eine Gruppe von Zyklopropan-Fettsäureestern, ließ sich einerseits die Beweglichkeit von Antikörper-beladenen Antigenen in Lymphozytenmembranen steigern, andererseits förderten sie die Zellfusion und reduzierten die Agglutinabilität von Mastozytomzellen.

Daß Bewegungen von Rezeptoren in der Membran von zytoplasmatischen Strukturen beeinflußt sind und daß Besetzung bestimmter Rezeptoren die Mobilität anderer beeinträchtigte, führte zur Einführung des Begriffes „Rezeptorsoziologie".

Die im Fluoreszenzmikroskop beobachteten Rezeptorwanderungen stellen sicher einen artefiziellen Extremfall dar, der in vivo nur in seltenen Fällen eintreten dürfte. Die in vivo wichtigsten Rezeptorbewegungen sollten wegen ihres geringen Ausmaßes mit den zur Verfügung stehenden morphologischen Methoden nicht oder nur unvollständig zu erfassen sein. In diesem Zusammenhang wurde von dem Versuch gesprochen, Archäologie mit Bulldozern betreiben zu wollen.

Mit der Entdeckung der Rezeptormobilität wurde eine überwältigende Fülle von Beweisen für die Gültigkeit des immunologischen Multivalenzkonzeptes auch auf zellulärer Ebene erbracht.

Da sich Immunologie und Pharmakologie wesentlich mit Ligand-Membran-Wechselwirkungen beschäftigen, ist die Frage nach der Effektuierung derartiger Reaktionen unter Berücksichtigung des „fluid mosaic models" berechtigt, die Antwort trägt freilich z. Z. weitgehend spekulativen Charakter. Die Bindung von Liganden — diese Überlegungen gelten besonders auch für monovalente wie z. B. Hormone oder Pharmaka — an eine Rezeptorstruktur könnte nach den Vorstellungen von SINGER und NICOLSON zu einer Konformationsänderung des Rezeptors führen oder diesen auf eine andere Weise alterieren und so die thermodynamische Tendenz des Rezeptors zur Aggregation mit anderen Molekülen steigern. Nach Bindung eines Liganden könnte man andererseits auch eine Dissoziation existierender Aggregate erwarten. Diese Effekte wurden als cis-Effekte den trans-Effekten gegenübergestellt, bei denen eine Konformationsänderung innerhalb eines Aggregates zu einer Informationsübertragung von einer Membranseite auf die andere führen kann. Die cis-Effekte lassen sich durch Adaptation des MONOD-WYMAN-CHANGEUX-Modells etwa so erklären, daß ein integrales Protein in zwei Konformationszuständen vorliegen kann. In einem erfolgt die Bindung des Liganden, in diesem Zustand ist das Protein monomolekular dispers verteilt. Die durch den Liganden bedingte Konformation favorisiert die Aggregation. Bei der Bindung monovalenter Liganden wären demnach Bewegungen der Rezeptormoleküle nur über vergleichsweise kurze Strecken zu erwarten, ebenso könnte man eine Reversibilität postulieren.

Hier treffen sich moderne immunologische und pharmakologische Auffassungen, denn es gibt inzwischen nicht nur experimentelle Hinweise auf eine Cluster-Anordnung pharmakologischer Rezeptoren (Azetylcholinrezeptor, Insulinrezeptoren). Die Vorstellung von Rezeptorclustern hat sich auch in theoretischen Modellen niedergeschlagen, in denen z. B. die Entstehung einer Rezeptorkooperativität gerade aus der Cluster-Anordnung der Rezeptormoleküle und einigen zusätzlichen Voraussetzungen erklärt wird und nicht mehr nur aus einer Gitteranordnung von identischen Membranbausteinen bei einer beliebigen Lokalisierung der Rezeptoren. Mit diesen Modellen ist aber auch die Clusterbildung unter Pharmakoneinfluß beschreibbar.

Analogien finden sich auch in Bezug auf die Modulierung von Rezeptoren durch ihre Liganden, eine Form von Selbstregulation von Membranrezeptoren, wie sie etwa als antigene Modulation lange bekannt ist. Die Einwirkung von Antikörpern führt dabei zum Verschwinden ihrer Antigene von der Zellmembran. Diese Modulation konnte in einigen Fällen auch mit monovalenten Liganden (z. B. Fab-Teilen) erreicht werden.

Ähnliche Phänomene wurden nun auch mit Hormonen (Insulin, TRH, Wachstumshormon) und β-adrenergen Agonisten gefunden. Inkubation rezeptortragender Zellen mit hohen Wirkstoffkonzentrationen führte zu einer Abnahme der Rezeptorzahlen. Insbesondere für die Diskussion über Reserverezeptoren finden sich hier Ansatzpunkte. Eine Verringerung der Rezeptorkonzentration verdrängt die Dosis-Wirkungskurve nach rechts, während die Zellen gegenüber sehr hohen Ligand-Konzentrationen immer noch mit Maximalstärke antworten können.

Die Vorstellungen von fluiden Membranen haben also nicht nur multivalente Wechselwirkungen verständlich gemacht, sondern auch die Möglichkeiten zur Erklärung monovalenter Wirkungen erweitert.

5.3.   *Immunologische Rezeptortheorien und das Multivalenz-Konzept*

Im Zusammenhang mit der Multivalenz sind auch immunologische Rezeptortheorien entstanden, die z. T. durch pharmakologische Theorien inspiriert erscheinen. Nach SMITHIES (1971) befinden sich die Membran und ihre Rezeptoren normalerweise in einem Ruhezustand. Durch Bindung eines Haptens wird dem System Energie zugeführt. Bei Überschreiten eines bestimmten Schwellenwertes komme es zur Distorsion benachbarter Membranbezirke, die Zelle werde aktiviert. Antigene mit mehreren gleichen Determinanten könnten mit mehreren Rezeptoren gleichzeitig reagieren und Rezeptoren herausreißen („receptor removal model"). Dieses auch aus energetischen Gründen wenig wahrscheinliche Modell entstand vor der Entdeckung der Rezeptormobilität.

Diese ist integraler Bestandteil der Theorie von BELL (1973), die die Signale zum Gegenstand hat, die durch Bindung multivalenter Antigene an Lymphozyten erzeugt werden.

B-Lymphozyten enthalten ca. 10^5 Rezeptormoleküle/ Zelle, dabei handelt es sich um Immunglobulin-ähnliche

Moleküle, die Y-förmig sind und mit dem Fc-Teil (vgl. Abb. 9) in der Membran verankert sind, die antigenbindenden Bereiche sind exponiert, so daß die Rezeptoren (zumeist) zweiwertig sind. Die Arme sind ca. 7 nm lang und haben einen Durchmesser von ca. 3,5 nm. Bei statistischer Verteilung beträgt die Distanz zwischen zwei Rezeptoren ca. 45 nm. Etwa 1% der Membran ist durch diese Moleküle bedeckt. Die Halbwertzeit der Rezeptoren liegt bei ruhenden Lymphozyten in der Größenordnung von Stunden.

Wie bereits erwähnt, ist (normalerweise) die Bindung eines Antigens an einen B-Zell-Rezeptor nicht ausreichend, die Zelle zur Proliferation und Antikörper-Produktion zu bringen, sondern es ist die Kooperation verschiedener Zelltypen erforderlich. In bestimmten Fällen führt diese Wechselwirkung aber nicht zur Immunität, sondern zur Toleranz, einer verminderten Fähigkeit zu antworten. Diese Tatsachen werden von BELL berücksichtigt.

Die einfachste Bindung ist die eines einzelnen Antigenmoleküls an eine Bindungsstelle (Abb. 6). Dies könnte etwa über eine Konformationsänderung des Rezeptors zu einem Mikrosignal (m_1) führen. Haptene können nur solche Signale setzen. Diese bimolekularen Reaktionen sind leicht reversibel, die Wechselwirkungen dauern eine Sekunde oder weniger. Die Bedeutung von m_1-Signalen für Immunreaktionen ist als gering einzuschätzen, sie bilden aber den Ausgangspunkt anderer Reaktionen.

Multivalente Antigene können sich an die beiden Bindungsstellen eines Rezeptormoleküls binden (m_2-Signal). Unter Berücksichtigung der flexiblen hinge-Region zwischen den Armen des Rezeptor können die Epitopabstände auf dem Antigenmolekül zwischen 4 und 14 nm streuen. Die Doppelbindung wird die Winkel stabilisieren und eine stärkere Konformationsänderung als die m_1-Bindung verursachen. Diese Bindung dauert Stunden und liegt damit in der Größenordnung der Halbwertzeit der Rezeptoren. Da dieser Bindungstyp aber sterische Voraussetzungen von Seiten des Antigens erfordert, ist seine generelle biologische Bedeutung fraglich.

Simultane Bindung von multivalenten Antigenen an zwei oder mehr Rezeptormoleküle in der Membran wurden als makroskopische oder M_1-Signale bezeichnet

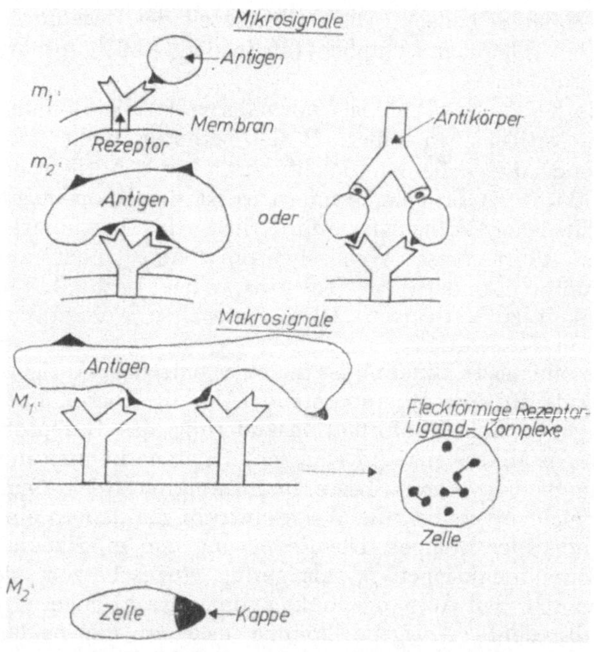

Abb. 6. Antigenkonfigurationen für Mikro- und Makrosignale (BELL 1973).

(Abb. 6). Dabei wird zunächst eine einzelne Bindung realisiert (m_1), ein weiterer Rezeptor kann herandiffundieren, sich binden usw. In der Membran kann ein zweidimensionales Netzwerk von Antigen-Rezeptor-Molekülen entstehen, das von Diffusionsraten und Affinität zum Antigen, von Antigen-Größe, -Form,

-Valenz und -Konzentration beeinflußt ist. Die Zeit zur Ausbildung einer zweiten Bindung wurde überschlagsmäßig mit $t_D \simeq 0{,}4$ Sekunden berechnet. In vivo dürfte diese Zeit etwas länger sein. DNP_{16}-Meerschweinchen-albumin-Konjugate banden sich an Meerschweinchen-Lymphozyten bei 37 °C in zwei Minuten irreversibel, bei 4 °C in 10 Minuten, wobei offenbar die Membranfluidität eine wichtige Variable ist.

Die multivalente Bindung führt zur Irreversibilität, wie in Abb. 7 durch k_i demonstriert wird.

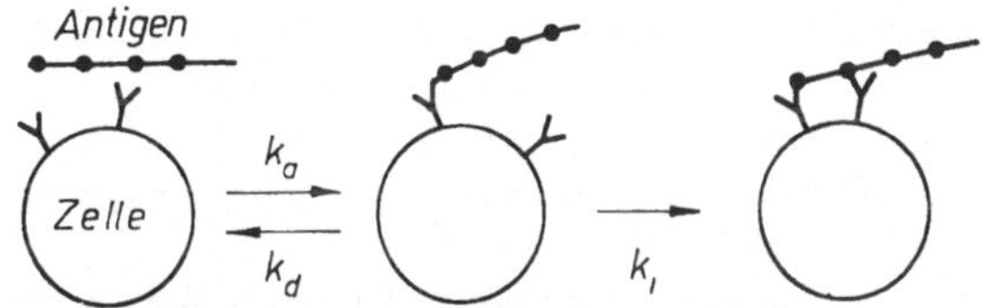

Abb. 7. Ein multivalentes Antigen kombiniert sich zuerst reversibel mit einem Zellrezeptor, nach Bindung anderer Rezeptoren wird die Bindung irreversibel (BELL 1974).

Makroskopische oder M_2-Signale liegen vor, wenn die Rezeptor-Ligand-Komplexe zu Kappen vereinigt sind. Hier ist ein aktiver Zellstoffwechsel einbezogen.

Ob diese Einteilung in Mikro- und Makrosignale allerdings tatsächlich den Kern des Problems trifft, bleibt abzuwarten. So dürfte die Kappenbildung außerhalb der Grenzen der physiologischen Regulation liegen und vielleicht sollte im Bereich der M_1-Signale stärker differenziert werden. In diesem Zusammenhang kam es darauf an, die Unterschiede zwischen mono- und multivalenter Bindung darzustellen.

Die Aktivierung von Lymphozyten oder die Entstehung einer Toleranz unter dem Einfluß von Antigenen oder Mitogenen werden durch drei Theorien zu erklären versucht. Bei der ersten Theorie gibt die multivalente Bindung eines Antigens an Immunglobulin-Rezeptoren von B-Zellen ein spezifisches Signal, das zur Aktivierung führt. Monovalente Bindungen sind ohne Effekt. Wichtig ist eine bestimmte räumliche Anordnung der Rezeptoren unter Einbeziehung der Mobilität. Mitogene wirken über Quervernetzung anderer Strukturen, Toleranz entsteht durch Immobilisierung der Ig-Rezeptoren durch Antigen im Überschuß. Die meisten Antigene erfordern eine Kooperation von T-Zellen. Einige Substanzen sind aber Thymus-unabhängig, d. h., daß sie B-Lymphozyten direkt stimulieren können. Thymus-unabhängige Antigene sind B-Zell-Mitogene. Es wird angenommen, daß sie über bestimmt angeordnete, sich wiederholende antigene Determinanten direkt ein Signal setzen können, das zur B-Zell-Aktivierung führt. Diese räumliche Anordnung wird bei den kleineren Thymus-abhängigen Antigenen durch die Kooperation mit T-Zellen erreicht. T-Zellen geben nach Antigen-Kontakt einen löslichen, antigenspezifischen, zytophilen Faktor (IgT) ab, der das Antigen komplex an Makrophagen bindet und den B-Zellen anbietet. Die Unterscheidung zwischen Immunität und Toleranz wird bei dieser Ein-Signal-Theorie durch quantitative Aspekte der Antigenbindung und das Ausmaß der Quervernetzung erreicht.

Eine zweite Theorie geht von einem nichtspezifischen Signal aus, das durch Mitogene nach Wechselwirkung mit ihren Bindungsstellen gesetzt wird. Diese Mitogene binden sich über ihre Bindungsstellen an verschiedene, Oligosaccharidketten tragende Strukturen, nicht also an Ig-Rezeptoren. Diese können aber das Mitogen binden, das Antigen an der Zelloberfläche fokussieren, wo dann die entscheidende aktivierende Wechselwirkung zwischen Antigen (Mitogen) und nicht-spezifischen Nicht-Ig-Rezeptoren stattfindet. Auch hier wird die für die Induktion erforderliche räumliche Anordnung bei Thymus-abhängigen Antigenen durch die Zell-Kooperation erzeugt. Toleranz entsteht bei Überschuß des aktivierenden Signals. Mitogene wirken bei dieser Theorie auf die gleichen Rezeptoren ein wie die Antigene.

Alternativ ist ein Zwei-Signal-Modell. Das erste Signal wird durch Wechselwirkung von haptenen Determinanten mit Ig-Rezeptoren erzeugt und führt zur Toleranz, wenn nicht ein zweites Signal von T-Zellen oder Makrophagen gesetzt wird. Das zweite Signal schließt die Reaktion eines T-Zell-abhängigen zytophilen Antikörpers mit Träger-Determinanten ein, Kontakt zwischen verschiedenen kooperierenden Zellen und löslichen Mediatoren, die von den Zellen abgegeben werden. In diese Reaktion kann auch zellgebundenes Komplement einbezogen sein, auch Histokompatibilitäts-Antigene spielen eine Rolle. Mitogene bewirken nach dieser Theorie nur das zweite Signal, ursächlich ist ihre polyvalente Struktur.

Abzuleiten ist, daß multivalente Wechselwirkungen in der einen oder anderen Form bei all diesen Theorien eine Rolle spielen. Die Multivalenz stellt ein wesentliches immunologisches Phänomen dar. Durch Multivalenz können schwache intermolekulare Wechselwirkungen verstärkt werden, die intrinsischen Assoziationskonstanten der einzelnen Bindungen addieren sich. Durch Multivalenz können Reaktionen praktisch irreversibel gemacht werden und damit z. B. Reize oder Signale über längere Zeit einwirken. Auf die Rolle der Multivalenz im efferenten Schenkel der Immunreaktion wird im Abschnitt 12 eingegangen.

Tab. 5 zeigt einige wichtige Aspekte der Lymphozyten-aktivierung, die in den folgenden Abschnitten genauer besprochen werden.

Tabelle 5
(nach JERRY und SULLIVAN [1976]): Lymphozyten-Aktivierung

Rezeptor:	1. Duale Antwort: Induktion oder Paralyse
	2. Spezifische Stimulation durch Antigen oder nicht-spezifische Stimulation durch Mitogene
Transduktion:	1. Ionen-Flux: Ca^{2+}, K^+
	2. Phospholipidänderungen, Anstieg der Fluidität
	3. Rezeptor-Umverteilung
	4. Protease-Aktivierung
	5. Mechano-chemische Kopplung
	6. Mikrotubulus-Mikrofilament-System
Effektor:	1. cAMP/cGMP
	2. Phosphorylierung von Nukleoproteinen

6. Stimulus-Respons-Kopplung

6.1. *Signalweitergabe*

Zum Verständnis der Weitergabe eines durch die
Rezeptorbesetzung erzeugten Signals haben pharmakologische Erkenntnisse wesentlich beigetragen. Diese
Weitergabe kann prinzipiell auf drei Wegen erfolgen, die
z. T. bereits bei der Besprechung des SINGER-Modells
anklangen:

a) kann der Rezeptor Bestandteil der Struktur sein,
die für die Transduktion erforderlich ist, oder eng mit
ihr verbunden, z. B. mit einem allosterischen Enzym,
wie etwa der Adenylatzyklase oder einem Ionophor,

b) kann durch die Ligand-Bindung eine Affinität zu
derartigen Strukturen entstehen oder gesteigert werden,

c) könnten diese Ig-Rezeptoren ohne direkten Kontakt
zu den Transduktoren diese indirekt, z. B. über die
Membranfluidität beeinflussen.

Während in der Vergangenheit die erste Möglichkeit
favorisiert wurde, sprechen sich jetzt mehr Autoren für
die anderen aus. So publizierte z. B. erstmals CUATRECASAS
(1974) ein modernen Membranvorstellungen angepaßtes
Modell der Aktivierung der Adenylatzyklase, für das auch
experimentelle Evidenz erbracht wurde. Es konnte eine
Bindung des Cholera-Toxins an das Gangliosid G_{M1}
(= Rezeptor), der Einbau des Toxins in die Membran
verschiedener Zellarten und eine Assoziierung zwischen
Rezeptor-Ligand-Komplex und der Adenylatzyklase
nachgewiesen werden. Die Ausbildung des Toxin-
Gangliosid (= Rezeptor)-Enzym-Komplexes ist zeit- und
temperaturabhängig, ihr liegt ein Wandern des Toxin-
Gangliosid-Komplexes in der Membran zugrunde. Die
Mobilität der Toxin-Rezeptoren in verschiedenen Mem-
branen konnte nachgewiesen werden. Inwieweit diese
Befunde zu verallgemeinern sind, bleibt abzuwarten.
Das Cholera-Toxin ist zwei- oder mehrwertig.

Immunozyten ohne externe Stimulierung befinden sich in der G_0-Phase des Zellzyklus. Bindung von Liganden leitet eine Serie von biochemischen Abläufen ein, die schließlich zur Proliferation und/oder Expression ihrer Funktion führen. Da in einer gegebenen Lymphozytenpopulation nur eine geringe Zahl von Zellen mit Rezeptoren gegen ein bestimmtes Antigen vorliegt (z. B. banden bei einem Versuch 4 von 10^4 Lymphozyten nichtimmunisierter Meerschweinchen 2,4-DNP-Albumin, nach Immunisierung der Tiere mit diesem Antigen stieg die Zahl auf ca. $500/10^4$ Zellen), werden anstelle von Antigenen zumeist Mitogene eingesetzt, die eine pleiotrope Reaktion größerer Lymphozytenpopulationen induzieren.

Innerhalb von Minuten nach der Bindung von Mitogenen an Lymphozyten konnten folgende Veränderungen beobachtet werden: Permeabilitätssteigerung für Nukleoside, Zucker, Aminosäuren und Ionen wie K^+ und Ca^{2+}, Aktivierung membrangebundener Enzyme wie ATPasen, Enzyme des Lipidstoffwechsels und Zyklasen, Anstieg der Membranfluidität, Steigerung des Lipidstoffwechsels.

So deutet sich eine Verstärkung des Reizes und seiner Weitergabe im Rahmen der Gesamtmembran an. Nach RESCH und FERBER (1975) könnten die Reaktionsschritte wie folgt skizziert werden: Die erste Reaktion nach Stimulierung ist ein Anstieg des Phospholipidstoffwechsels. Die gesteigerten Stoffwechselraten ergeben sich aus einem beschleunigten De- und Reazylierungszyklus mit Lysophosphatiden und freien langkettigen Fettsäuren als Intermediärprodukte. Als Konsequenz der Aktivierung von Azyl-CoA:Lysolezithinazyltransferasen, die bevorzugt mehrfach ungesättigte langkettige Fettsäuren transferieren, steigt der Anteil von Linolen- und besonders Arachidonsäure, damit verbunden die Fluidität.

Schon kleine Veränderungen der Phospholipide bewirken funktionelle Veränderungen der Plasmamembran wie z. B. kooperative Wechselwirkungen, so daß etwa kleine Störungen an bestimmten Stellen der Phospholipidmatrix die gesamte Lipidphase sofort verändern können. Weiter werden die Membranfunktion als Diffusionsbarriere verschoben und auch aktive Stoffwechselprozesse beeinflußt. Als Folge der gesteigerten Membranfluidität ist ein steigender Influx von Ionen wie K^+ und Ca^{2+} zu diskutieren, der nachgewiesen wurde. Diese Ionen wiederum sind für die Aktivität regulierender Enzyme erforderlich oder beeinflussen die Translationsrate. Für die Synthese von regulierenden Proteinen könnten auch gesteigerte Konzentrationen von spezifischen Aminosäuren verantwortlich sein. Die erhöhte Permeabilität kann auch zum Verlust intrazellulärer Substanzen führen, wie es z. B. für cAMP diskutiert wurde. Die Möglichkeit der Aktivitätsbeeinflussung membrangebundener Enzyme durch die Lipidzusammensetzung der Membran wurde bereits erwähnt und damit die Produktion von regulierenden Substanzen („second messenger").

Die sich anschließenden Schritte bis zur Replikation der DNS und zur Proteinsynthese sind überwiegend Gegenstand der Molekularbiologie.

Die Induktion einer Immunantwort stellt sich aus pharmakologischer Sicht also als Wechselwirkung eines Liganden mit einer Zelle dar, die die Zelle zur Auslösung ihrer biologischen Funktion stimuliert (hier: Proliferation, Proteinsynthese, Sekretion) und zum Sonderfall nur durch die Art des Liganden, der Ligand-Rezeptor-Wechselwirkung und der Zielzelle wird.

6.2.   *Zyklische Nukleotide, K^+ und Ca^{2+}*

Bei der Stimulus-Respons-Kupplung spielen zyklische Nukleotide eine zentrale Rolle, sie stellen wichtige intrazelluläre Überträgerstoffe dar. Ihre Beteiligung wurde bei so fundamentalen Prozessen wie Sekretion, Differenzierung, Replikation, Transport, Bewegung, Aggregation, Kontraktion, Induktion der Proteinsynthese, Energienutzung und anderen gefunden. Sie sind auch in Immunreaktionen sowohl in die afferente als auch in die efferente Phase einbezogen.

Das am besten untersuchte zyklische Adenosin-3',5'-Monophosphat (cAMP) steht dabei im Vordergrund. Durch die beschriebene Signaltransduktion kann ein in der Zellmembran lokalisiertes Enzym, die Adenylatzyklase, aktiviert werden. Diese bildet aus ATP unter Abspaltung von Pyrophosphat das cAMP. Der Abbau des cAMP erfolgt über eine Phosphodiesterase (s. Abb. 8).

$$\text{ATP} \xrightarrow[\text{Mg}^{2+}]{\text{Adenylatzyklase}} \text{cAMP} \xrightarrow[\text{Mg}^{2+}]{\text{Phosphodiesterase}} 5'\text{-AMP}$$

Abb. 8. Entstehung und Abbau von cAMP.

Analoges gilt für zyklisches Guanosin-3',5'-Monophosphat (cGMP). Die erwähnten intrazellulären Effektuierungen werden in vielen untersuchten Modellen wesentlich von diesen beiden zyklischen Nukleotiden gesteuert, wobei neben den absoluten Konzentrationen beider ihr relatives Verhältnis wichtig ist, so daß man sie nicht als einfache Gegenspieler bezeichnen kann (yin-yang-Hypothese).

Substanzen, die die Adenylatzyklase stimulieren, steigern den cAMP-Spiegel ebenso wie solche, die die Phosphodiesterase-Aktivität hemmen. So steigt der cAMP-Spiegel ganz allgemein unter dem Einfluß von β-Sympathikomimetika wie Epinephrin oder Isoproterenol. Diese Reaktion ist durch β-Rezeptorenblocker zu hemmen (z. B. durch Propranolol). α-adrenerge Stimulierung etwa durch Phenylephrin oder Norepinephrin in Kombination mit dem β-Blocker Propranolol bewirkt eine Senkung des cAMP-Gehaltes. Der cGMP-Spiegel ist über cholinerge Rezeptoren etwa durch Azetylcholin oder Carbachol zu steigern. Diese Reaktion ist durch Atropin hemmbar. Phosphodiesterase-Hemmer sind z. B. Methylxanthine. Einige Prostaglandine wirken cAMP-steigernd, ohne die β-Rezeptoren einzubeziehen.

Lymphozyten enthalten zyklische Nukleotide, Zyklasen und Phosphodiesterasen und damit die gleichen Möglich-

keiten für die Modulation von Zellfunktionen wie andere
Zellen. Menschliche periphere Lymphozyten wiesen ca.
25 pMol cAMP pro 10^7 Zellen auf. Der cAMP-Spiegel
ließ sich in diesen Zellen durch Prostaglandine (insbesondere PGE_1) ca. 30fach steigern. Hohe Konzentrationen (10^{-2} bis 10^{-4} M) adrenerger Stimulatoren
(Epinephrin, Isoproterenol, Norepinephrin, Salbutamol)
und verschiedene Glukokortikoide bewirkten ebenfalls
cAMP-Steigerungen. Bei geringeren Konzentrationen
(10^{-6} M) sind diese Veränderungen wesentlich geringer
oder nicht nachzuweisen. Hohe cAMP-Konzentrationen
sind auch zu erzielen durch Azetylcholin und Histamin
($> 10^{-5}$ M). Phosphodiesterase-Inhibitoren wie Theophyllin sind in geringen Konzentrationen effektiv.

Die Antwort auf verschiedene Pharmaka ist bei B-
und T-Zellen nicht gleichartig, auch innerhalb dieser
Zelltypen gibt es Unterschiede. Diese sind möglicherweise auf einen unterschiedlichen Bestand an Rezeptoren
(z. B. für Katecholamine und Histamin) zurückzuführen.
Hier deuten sich Regelfunktionen an: Lymphozyten mit
bestimmten Rezeptoren können als Suppressor- oder
Helferzellen wirken. Histaminrezeptor-tragende Lymphozyten wirken z. B. suppressiv. Über Katecholamin-
Rezeptoren etwa sind vielleicht auch nervale Einflüsse
auf das Immunsystem erklärbar.

Die Heterogenität von Lymphozytenpopulationen erschwert die exakte Untersuchung zyklischer Nukleotide
bei Immunreaktionen. So sind die nach Einwirkung von
Mitogenen gemessenen geringen initialen cAMP-Steigerungen wahrscheinlich nicht wirklich aussagekräftig,
weil zu diesen Steigerungen immer nur ein Teil der
Population beiträgt und weil die lokale cAMP-Steigerung
in bestimmten Kompartimenten besondere Bedeutung
haben kann.

Eventuell ist auch die unter Mitogeneinfluß beobachtete Senkung des cAMP-Spiegels nach der initialen
Steigerung von größerer Bedeutung.

Am Modell der Lymphozyten-Transformation durch

Mitogene wurde untersucht, welchen Einfluß Substanzen haben, die den cAMP-Spiegel steigern. So wurde u. a. gefunden, daß cAMP, Dibutyryl-cAMP, ATP, 5′-AMP und Adenosin in Konzentrationen von 10^{-4} bis 10^{-5} M nicht nur die morphologischen Zeichen der Transformation unterdrücken, sondern auch die DNS-, RNS- und Proteinsynthese. Auch cGMP, 5′-GMP und GTP hemmten die Lymphozytentransformation. Diese Effekte gehen nicht etwa auf eine Zellschädigung zurück, denn sie sind nach Auswaschen der Pharmaka und durch erneute Zugabe von Mitogen reversibel.

cAMP erwies sich allgemein als Inhibitor des Zellwachstums. Damit schien zwar der verzögerte Abfall des cAMP nach Mitogenstimulierung vereinbar, nicht aber der frühe Anstieg. Tatsächlich ist aber die Wirkung von cAMP auf Lymphozyten von der Konzentration abhängig. Während geringe Dosen (unter 10^{-6} M Dibutyryl-cAMP) die Antwort auf Mitogene steigern, sind höhere Konzentrationen hemmend. Geringe cAMP Mengen potenzieren auch die Antwort auf Mitogene.

Die Situation wird weiter dadurch kompliziert, daß cAMP intrazellulär in verschiedenen Kompartimenten vorliegen kann, wie u. a. mit der Immunfluoreszenz gezeigt werden konnte. Lymphozyten wurden verschiedenen Pharmaka ausgesetzt, anschließend das gebildete cAMP mit der indirekten Immunofluoreszenz-Methode lokalisiert. Dabei fand sich das nach PHA („Phythämagglutinin" = *Phaseolus vulgaris*-Lektin) gebildete cAMP in oder nahe der äußeren Plasmamembran fleckförmig angeordnet, das nach PGE$_1$-Einwirkung gebildete im Zytoplasma und das nach Isoproterenol entstandene in der gesamten Zelle mit Bevorzugung des Kerns. Neben dieser räumlichen Trennung gibt es gute Hinweise für eine funktionelle Trennung der Adenylatzyklasen, die für die Antwort auf β-adrenerge Substanzen, PGE$_1$ und PHA verantwortlich sind. Zu gleicher Aussage führten auch Untersuchungen an isolierten subzellulären Fraktionen. So ließ sich z. B. der cAMP-Gehalt isolierter

4*

Lymphozytenkerne durch β-Stimulantien steigern, nicht aber durch PGE_1 und PHA. Isolierte Plasmamembranen gaben eine Reaktion auf PHA, isolierte Mikrosomen und Mitochondrien auf PGE_1.

Die Wirkung von cAMP in Lymphozyten betrifft neben den erwähnten Einflüssen auf die Zellproliferation eine Induktion der Glykogenolyse, eine Hemmung des Glukose- und Kalium-Transportes und eine Hemmung der Phosphorylierung von Nichthiston-Kern-Proteinen. Diese Effekte sind denen durch PHA induzierten entgegengesetzt, so daß die Frage auftritt, wodurch die Proliferation gefördert wird und welche Rolle cGMP dabei spielt. Unabhängig von der Frage der Proliferation ist cAMP in die Differenzierung von Lymphozyten einbezogen, wie u. a. bei der Differenzierung von Thymozyten unter dem Einfluß von Thymopoietin gezeigt wurde.

Azetylcholin (10^{-6} M) stimulierte in Lymphozyten einen Anstieg des cGMP-Spiegels auf den dreifachen Ausgangswert, es stimulierte auch die RNS- und Proteinsynthese. Atropin (10^{-5} M) kann diese Effekte hemmen, so daß ein muskarinartiger cholinerger Effekt vorliegt. Imidazol, ein Hemmer der cGMP-Phosphodiesterase, steigerte in Lymphozyten den cGMP-Gehalt. Imidazol steigerte auch dosisabhängig die PHA-induzierte DNS-Synthese menschlicher Lymphozyten, wobei individuelle Unterschiede auffielen. Mitogene bewirkten einen 10—50fachen Anstieg des lymphozytären cGMP-Spiegels. Daraus wurde die Hypothese abgeleitet, daß der Anstieg des cGMP-Gehaltes ein aktives Signal zur Induktion der Proliferation darstelle, während erhöhte cAMP-Spiegel einen restriktiven Einfluß auf den Induktionsprozeß haben.

Neben dem intrazellulären cGMP-Anstieg war eine beträchtliche cGMP-Abgabe in das Medium auffallend. Es wurde der Schluß gezogen, daß während der Stimulierung der Stoffwechsel zyklischer Nukleotide von größerer Bedeutung sei als die intrazelluläre Konzentration.

Evidenz für die Rolle von cGMP bei der Stimulierung von Lymphozyten leitet sich auch aus den Tatsachen ab, daß der Anstieg von cGMP mit dem Anstieg der RNS-Synthese nach Mitogeneinfluß korreliert ist und daß cGMP und Ca^{2+} gleiche Veränderungen der RNS-Polymerase-Aktivitäten I und II in isolierten Lymphozytenkernen verursachen, wie sie nach PHA-Stimulierung gefunden wurden. Vieles spricht auch dafür, daß cGMP direkt die Aktivität DNS-bindender Kernproteine beeinflussen kann.

Die zyklischen Nukleotide bzw. ihre Zyklasen weisen vielfältige Wechselwirkungen mit Kationen auf. Für die Lymphozytentransformation sind K^+, Ca^{2+} und Zn^{2+} erforderlich. Eines der frühesten Ereignisse nach Stimulierung ist ein erhöhter K^+-Influx über das Na,K-ATPase-System. Ouabain, ein kompetitiver Hemmer der Na,K-ATPase, hemmt vollständig und reversibel die PHA-stimulierte Lymphozyten-Transformation. Es konnte gezeigt werden, daß nahezu alle morphologischen, physiologischen und biochemischen Veränderungen bei der Transformation erhöhte intrazelluläre K^+-Spiegel zur Voraussetzung haben, wobei die Schwellenwerte für die Blastogenese z. B. geringer waren als die für die DNS-Synthese.

Steigerung des intrazellulären Ca^{2+}-Spiegels führte bei vielen Untersuchungsmodellen zu Veränderungen der zellulären Aktivität. Nach PHA-Stimulierung kommt es in Lymphozyten zu einer Zunahme von Ca^{2+}. Wenn Ca^{2+} im Medium fehlt, findet eine Transformation nicht statt. Viele Untersuchungen über die Rolle von Ca^{2+} bei der Lymphozytenstimulierung wurden mit Ionophoren gemacht, Substanzen, die die Diffusion von Kationen durch biologische Membranen erleichtern. Die Effekte von PHA und des Ionophors A23187 auf Lymphozyten waren sehr ähnlich. Es glichen sich die morphologischen Veränderungen, der zeitliche Ablauf der Transformation, die Hemmung der Reaktion durch unterschwellige Ca^{2+}-Konzentrationen. Der durch Mitogene bewirkte Ca^{2+}-

Einstrom in Lymphozyten kann durch zwei Konzepte erklärt werden. Eines nimmt die Existenz eines speziellen Trägermoleküls an, z. B. Phosphatidylinositol, das andere die Ausbildung von Membranporen während der Quervernetzung von Rezeptoren durch das mehrwertige Mitogen. In der Zelle bestehen nun zwischen Ca^{2+} und zyklischen Nukleotiden Beziehungen insofern, als Ca^{2+} die cAMP-Phosphodiesterase und die Guanylatzyklase aktivieren kann, so also die Spiegel beider Nukleotide beeinflußt. Ca^{2+} kann aber auch die Aktivität anderer an der Effektuierung beteiligter Enzyme beeinflussen, z. B. die Phosphorylase-Kinase und das Mikrofilament-Mikrotubulus-System. Umgekehrt gibt es Hinweise für eine Beeinflussung der Bindung von Ca^{2+} durch cAMP. Nicht alle diese Effekte sind bisher bei Lymphozyten gefunden worden.

Eine unmittelbare Folge des Ca^{2+}-Einstroms (bei Phagozyten) war eine Freisetzung freier Fettsäuren, die die lokale Lipidumgebung beeinflußte und zur Synthese von Prostaglandinen und Thromboxan führte. An diesem Modell konnten weiter ein Anstieg der Glukose-Phosphorylierung, Bildung von NADPH, ein rapider Anstieg des Sauerstoffverbrauchs sowie Chemolumineszenz gemessen werden. Prostaglandine des E-Typs hemmten die Chemolumineszenz (Rückkopplung), wie auch bei der Stimulierung von Kälberthymozyten durch Con A gefunden wurde.

6.3.   *Mikrotubuli und Mikrofilamente*

Eine Besprechung der pharmakologischen Abläufe bei der Induktion der Immunantwort muß auch das „Zytoskelett“ berücksichtigen. Mikrotubuli und Mikrofilamente bilden als Zellskelett eine Verbindung zwischen Membran- und zytoplasmatischen Strukturen. Sie scheinen u. a. Rezeptoren bis zu einem gewissen Grad in der Membran zu verankern. Bestimmte Substanzen können die Komponenten des Zellskeletts beeinflussen. So hebt etwa

Kolchizin die polymere Struktur der Mikrotubuli auf, während Zytochalasin B Mikrofilamente zerstört.

Rezeptoren unterschiedlicher Liganden können bis zu einem gewissen Grad offenbar unabhängig voneinander in der Membran wandern. Concanavalin A (mitogenes Lektin aus *Canavalia ensiformis*, Con A) ist nun in der Lage, in höheren Konzentrationen die Kappenbildung von Immunglobulinrezeptoren auf Lymphozyten zu hemmen. Es wurde angenommen, daß die Bindung des Con A an seinen Rezeptor eine zytoplasmatische Struktur modifiziere, an der verschiedene Rezeptoren und eventuell die Membran selbst verankert sind. Alkaloide wie Kolchizin, Kolzemid, Vinblastin und Vinkristin hemmten diesen Hemmeffekt des Con A, Anti-IgG führte wieder zu Kappen. Die Con A-Bindung könnte ein Assoziations-Dissoziationsgleichgewicht einer zytoplasmatischen Struktur wie der Mikrotubuli stören.

Eine andere Theorie postuliert eine aktive Zellbewegung als Voraussetzung für die Aggregation von Rezeptor-Ligand-Komplexen. Kolchizin restauriere hier nur die Zellbeweglichkeit.

Durch zyklische Nukleotide, adrenerge und cholinerge Substanzen ließ sich die Mobilität von Lymphozyten beeinflussen, nicht aber die Umverteilung von Rezeptoren. Gegen eine Rolle der Zellmobilität sprechen auch Befunde, wonach cGMP die Beweglichkeit der Zellen steigert, nicht jedoch die Zahl der Kappen nach Zugabe kleiner Con A-Dosen. Darüber hinaus antagonisierte cGMP $(5 \times 10^{-4}\,\text{M})$ die durch Kolchizin $(10^{-6}\,\text{M})$ bewirkte Steigerung der Con A-Kappen auf normalen polymorphkernigen Leukozyten.

Von einigen Gruppen wird aber auch den Mikrofilamenten eine größere Bedeutung zugemessen. Einwirkung von Zytochalasin B reduzierte die Kappenzahl. Es wurde vorgeschlagen, Mikrofilamente als Brücke zwischen Mikrotubuli und Membran-Rezeptoren anzusehen.

Aus der Hemmwirkung von Lokalanästhetika auf die Kappenbildung wurde eine andere Hypothese abgeleitet.

Danach sollen Mikrotubuli die Rezeptoren in ihrer
Position verankern. Mikrofilamente seien mit den Mikrotubuli verbunden und wirkten über kontraktile Aktivität
in Opposition zu den Mikrotubuli in dem Sinn, daß sie
die Rezeptoren zu Kappen umverteilen könnten. Die
spontane Verteilung der Rezeptoren entspräche demnach
der Wechselwirkung beider Systeme. Störung der Mikrotubuli würde zu einer Kappenbildung führen, Störung
der Mikrofilamente würde sie verhindern. Werden etwa
durch Lokalanästhetika beide Systeme gestört, wird
einerseits die Kappenbildung gefördert, andererseits
wäre sie nicht mehr möglich, es resultierten lediglich
kleine Rezeptorenansammlungen. Lokalanästhetika können die Membranstruktur durch Verdrängung gebundenen
Kalziums beeinflussen, indem die Verdrängung entweder
eine Ablösung von Gerüststrukturen von der Membran
bewirkt oder eine Störung durch Ca^{2+} stabilisierter
Phospholipid-Domänen.

Die hier referierten Befunde sind z. T. widersprüchlich,
z. T. auch nicht mit Immunozyten gewonnen, so daß
ihre Relevanz schwer zu beurteilen ist. Das Gebiet ist mit
Spekulationen belastet und keineswegs abgeklärt.

7.   Antigen-Antikörper-Reaktion, Antigen-Anti-
körper-Komplexe

7.1.   *Immunglobuline, Antigen-Antikörper-Reaktion*

Während in den vorhergehenden Abschnitten versucht
wurde, pharmakologische Aspekte des afferenten Teils
der Immunreaktion zu skizzieren, ist der efferente Teil
Gegenstand der folgenden Kapitel.

Als Produkt des humoralen Bereiches der Immunreaktion werden Immunglobuline synthetisiert und abgegeben. Deren allgemeine Struktur wird anhand der
Abb. 9 insoweit rekapituliert, wie es zum Verständnis
der folgenden Ausführungen erforderlich ist. Das für

anaphylaktische Reaktionen besonders wichtige IgE wird in Abschnitt 9 eingehender besprochen.

Immunglobuline sind Glykoproteine, die aus mindestens vier Polypeptidketten bestehen. Diese sind durch Disulfidbrücken verbunden. Die Ketten werden in schwere (H, heavy) und leichte (L) unterteilt, die schweren

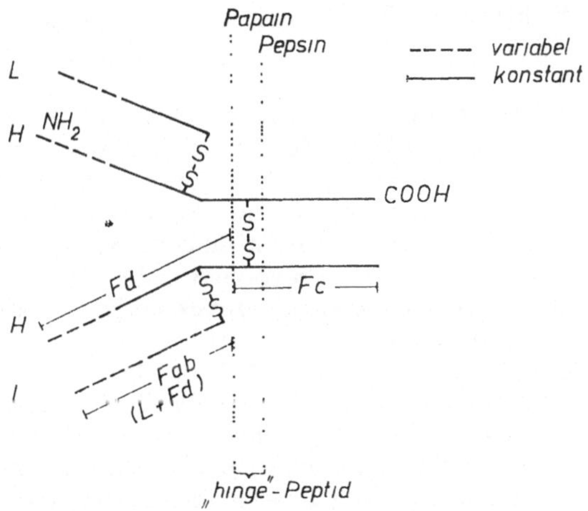

Abb. 9. Strukturmodell eines Immunglobulinmoleküls.

bestimmen die Immunglobulinklasse. Jede dieser Ketten besteht aus einem variablen und einem konstanten Abschnitt. Der variable Teil umfaßt etwas über 100 Aminosäuren, beginnt am N-terminalen Ende und bestimmt die Spezifität, d. h. er weist die Bindungsstellen für das Antigen auf. Der konstante Teil reicht bis zum C-terminalen Ende. Auch dieser Teil ist Träger biologischer Eigenschaften: Komplementbindung, Gewebsbindungsfähigkeit, Plazentapassage. Diese Eigenschaften sind bei den verschiedenen Immunglobulinklassen unterschiedlich ausgeprägt. Die Immunglobulinketten weisen sogenannte Domänen auf, sich teilweise entsprechende Unterabschnitte mit besonders kompakter räumlicher

Packung der Aminosäuren. Aus der Abb. 9 leitet sich auch ab, daß Immunglobuline mindestens zweiwertig sind. Durch Papain lassen sich einwertige antigen-bindende Fragmente (Fab) abspalten, die aus der variablen Region einer schweren Kette, der ersten konstanten Domäne dieser Kette und der leichten Kette bestehen. Wichtig sind weiter der Fc-Teil als Träger der genannten biologischen Funktionen und die „hinge"-Region, die die große Flexibilität der Fab-Teile ermöglicht.

Die obere Grenze des Bindungsbereiches am Antikörper liegt in der Größenordnung von Hexa- oder Heptasacchariden oder Heptapeptiden, die untere etwa in der von Monosacchariden. Bestimmte Partialstrukturen einer antigenen Determinante (meist endständige Gruppen) werden vom Antikörper bevorzugt gebunden, da sie den größten Teil der Gesamtbindungsenergie liefern (immundeterminante Gruppen).

Der Antigen-Antikörper-Reaktion liegt das Prinzip der Komplementarität zugrunde. Es sind stoffliche Wechselbeziehungen, die auf schwachen Bindungskräften beruhen, wie sie in Abschnitt 5.1. bereits erwähnt wurden: hydrophobe Bindungen, elektrostatische, Wasserstoff- und Chelatbindungen. Die Schwäche der Bindungskräfte macht einen hohen Grad sterischer Anpassung erforderlich. Aus dieser Anpassung leitet sich die Spezifität der Antigen-Antikörper-Reaktion ab. Strukturähnlichkeit verschiedener Antigene kann zu mehr oder weniger gutem Einpassen eines Antigens in den Bindungsbereich einiger gegen ein anderes Antigen gerichteter Antikörpermoleküle und damit zu Kreuzreaktionen führen. Antigen-Antikörper-Reaktionen sind sehr komplex, weil Antigenmoleküle eine größere Zahl antigener Determinanten enthalten. Entsprechend werden Antikörper gegen eine, mehrere oder alle Determinanten gebildet. Aber auch Antikörper gegen eine Determinante sind heterogen. So können einige Bindungsbereiche nur einem Teil einer Determinante komplementär sein, andere der gesamten Determinante. Deshalb streuen Assoziationskonstanten von Antikörpern gleicher Spezifität in weitem Rahmen. Antikörper gegen ein bestimmtes Antigen können allen fünf bekannten Immunglobulinklassen angehören.

Die Wechselwirkung zwischen einem Hapten (H) und dem Bindungsbereich am Antikörper sind durch die Gleichung $H + B \rightleftharpoons HB$ auszudrücken, die Assoziationskonstante (Affinitätskonstante) ergibt sich aus $\dfrac{[HB]}{[H]\ [B]}$ $= K$. Diese Konstanten liegen für normale Antigen-Antikörper-Reaktionen zwischen 10^4 und 10^{11} l/Mol. Die Änderungen der freien Energie bei diesen Reaktionen wurden in verschiedenen Systemen zwischen $-5{,}2$ und -9 kcal/Mol bestimmt.

Die Bindung zwischen Antigen und Antikörper führt nicht zur Bildung oder Spaltung kovalenter Bindungen und ist grundsätzlich reversibel. Änderungen der Temperatur, der Salzkonzentration, des pH-Wertes, exzessiver Haptenüberschuß, Detergentien oder Harnstoff können die Bindung sprengen. Durch die beschriebenen multivalenten Wechselwirkungen (Multivalenz der Antigene, Bi- oder Multivalenz von Antikörpern) werden die Bindungen verstärkt und unter physiologischen Bindungen z. T. praktisch irreversibel.

Antigen-Antikörper-Reaktionen verlaufen nicht stöchiometrisch. Die Zusammensetzung der Antigen-Antikörper-Komplexe hängt vom Antigen-Antikörper-Verhältnis ab. Werden zu konstanten Antikörper-Mengen steigende Antigenkonzentrationen hinzugefügt (HEIDELBERGER-Kurve), binden sich bei Antikörper-Überschuß viele Antikörper-Moleküle an ein Antigen. Da (praktisch) jede Antigendeterminante mit einem Immunglobulinmolekül besetzt ist, kann es hier nicht zur Bildung von größeren Komplexen kommen. Diese entstehen im Äquivalenzbereich (Netzwerkbildung), hier kommt es zur Präzipitation der Komplexe. Bei großem Antigen-Überschuß wiederum können nur kleine Komplexe entstehen, weil die Antikörper-Bindungsstellen durch Reaktion mit je einem Antigen abgesättigt sind und keine weiteren Antikörpermoleküle zur Quervernetzung zur Verfügung stehen. Diese Komplexe im Antigenüberschuß sind löslich.

7.2.   *Antigen-Antikörper-Komplexe*

Wie bereits erwähnt, kann man Antikörper als Rezeptoren ihrer Liganden auffassen, zumindest, wenn sie an Zellen gebunden sind. Möglichkeiten der Signalweitergabe wurden bei zellgebundenen Rezeptoren diskutiert. Die Analogie reicht aber weiter: Auch in Lösung befindliche Immunglobuline weisen nach Reaktion mit Antigenen einige neue Eigenschaften auf, wie z. B. die Komplement-Bindungsfähigkeit. Derartige Komplexe entwickeln aber unter bestimmten Bedingungen auch pharmakologische Aktivitäten, sie sind z. B. in der Lage, glatte Muskulatur zu kontrahieren (s. u.). Wie können Antigene solche Veränderungen bewirken?

Nach METZGER (1973) erklären folgende Modelle die veränderten Eigenschaften: Erstens kann sich die Antikörperstruktur durch die Wechselwirkung zwischen Antigen und den Aminosäureseitenketten des Antikörpers ändern (allosterisches Modell). Zweitens könnte die räumliche Anordnung der antigenen Determinanten ein kritischer Faktor sein. Bindung des Antikörpers könne zu einer Verzerrung des Moleküls mit Freilegung oder Abdeckung kritischer Bereiche führen (distortives Modell). Schließlich könnte das Antigen durch Aggregation von Antikörpern wirken (assoziatives Modell). So könnten bestimmte Molekülbereiche angenähert werden oder neue Bereiche als Folge der Antikörper-Bindung entstehen oder verdeckt werden.

Jede Hypothese muß interpretieren können, warum Antigenbindung im Fab-Teil Veränderungen in der Fc-Region induziert. So reagiert die Komplementkomponente C1q mit der zweiten konstanten Domäne schwerer

Ketten (C_H2), die Bindung an Fc-Rezeptoren wird u. a. der dritten konstanten Domäne zugeschrieben (für IgE vgl. Abschnitt 9 und 11).

Die Ansichten sind kontrovers. Von einigen Gruppen werden das Auftreten neuer antigener Gruppen auf Immunglobulinmolekülen nach Antigen-Bindung und eine Vermehrung titrierbarer SH-Gruppen beschrieben. Weiter wurden Veränderungen der optischen Rotationsdispersion und der zirkulären Lumineszenzpolarisation gefunden und auf Konformationsänderungen des Antikörpers als Folge der Antigen-Bindung zurückgeführt. Kleine Haptene bewirken solche Veränderungen nicht. Die beobachteten Veränderungen waren bei verschiedenen Antigen-Antikörper-Konzentrationsverhältnissen und in verschiedenen Antigen-Antikörper-Systemen sehr ähnlich.

Andererseits führt METZGER neben einer Kritik an diesen Versuchen Argumente gegen derartige Veränderungen auf. So fehlten signifikante Wechselwirkungen zwischen den Domänen. Bei den meisten Bindungsstudien seien keine Unterschiede in den antigenbindenden Eigenschaften isolierter Fab-Regionen im Vergleich mit den intakten Molekülen gefunden worden, wie man sie bei einem allosterischen Modell erwarten könne. Wenn nach Antigen-Bindung in der Fc-Region nichtkovalente Bindungen gebrochen würden, sollte sich das in der freien Energie der Antigenbindung niederschlagen. Isolierte Fab-Regionen sollten dann andere Bindungskonstanten haben. Weiter bleiben die Bindungseigenschaften des Fc auch nach Abspaltung vom Gesamtmolekül intakt. Die beschriebene Verminderung der Flexibilität nach Antigen-Bindung sei eher auf eine sekundäre sterische Behinderung zurückzuführen.

Gegen die Bedeutung distortiver Antigenwirkungen spricht, daß Bindungseigenschaften im Bereich des Winkels zwischen beiden Fab-Regionen nicht gefunden wurden, hier aber zuerst erwartet werden sollten.

Die größte Wahrscheinlichkeit haben assoziative Modelle. Hier wiederum werden drei Modelle vorgeschlagen. Die Aggregation von Immunglobulinen könnte zu einer Komplettierung von Determinanten führen, d. h. Bildung neuer Determinanten durch Annäherung zweier Moleküle mit präexistierenden Partialdeterminanten. Zweitens könne es zu einer Polymerisierung von Determinanten und zu einer Steigerung der Avidität (Bindungsfestigkeit zwischen Antigen und Antikörper, neben der Affinität werden hierbei auch Antikörpervalenz und Bildung der Komplexe berücksichtigt) von Antikörpern kommen. Schließlich ist die Bildung neuer Determinanten durch die Aggregation denkbar.

Die Komplementaktivierung wiederum ließe sich danach ebenfalls durch multivalente Wechselwirkungen erklären. Wenn C1q in Bezug auf die Bindungsstellen für IgG multivalent ist und auch IgG mehr als eine C1q-Bindungsstelle hat, könnte das erste gebundene Komplement ein IgG-Aggregat in einer Konfiguration stabilisieren, die die Bindung weiterer C1q-Komponenten begünstige. Vergleichbar könnte die Komplementaktivierung durch IgM erklärt werden.

Wie die Annäherung der Fc-Regionen zu diesen Änderungen führen können, bleibt fraglich. Das Valenz-Polymerisationsmodell erscheint am einfachsten.

Die spekulative Natur dieser Betrachtungen wird von METZGER mit der Äußerung unterstrichen, wonach unser Verständnis der Immunreaktionen einer zirkadianen Rhythmik unterliege, es gäbe Intervalle von Licht und Dunkelheit.

7.3.   Biologische Effekte von Immunkomplexen

Antigen-Antikörper-Komplexe haben neben der Komplementaktivierung biologische Eigenschaften, die die beiden Komponenten allein nicht aufweisen. So ist seit langem bekannt, daß lösliche Komplexe, die bei mäßigem Antigen-Überschuß gebildet wurden, 30—60 Sekunden nach Zugabe zu einem isolierten Meerschweinchen-Ileum dieses zur Kontraktion bringen. Diese Kontraktionen lassen sich nach Auswaschen der Komplexe nahezu beliebig oft wiederholen, sie sind durch Zusatz von Antihistaminika nicht zu unterdrücken, sie lassen sich auch mit Komplexen erzielen, die aus gereinigtem Antigen und gereinigtem Antikörper gebildet sind und schließlich unterscheiden sie sich in ihrer Dauer und im Aussehen der geschriebenen Kurven von Histamin-Kontraktionen.

Bei i.v.-Injektion dieser Komplexe in Mäuse oder Kaninchen kommt es zur Ausbildung eines anaphylaktischen Schocks, der mit Antihistaminika weitgehend zu unterdrücken ist. Weiter ließen sich auch Symptome der Serumkrankheit hervorrufen.

Subkutane Injektion führt zu Erythem, Induration, Hämorrhagien und Nekrosen. Die Permeabilität der Kapillaren steigt bei Meerschweinchen an. Es wurde berechnet, daß bestimmte Komplexe auf molarer Basis über 100fach aktiver als Histamin sind.

Antigen-Antikörper-Komplexe wirkten auch auf Blutzellen (Aggregation) und über Thrombozyten auf die Blutgerinnung. Nach Kontakt mit Immunkomplexen gaben Thrombozyten ADP ab, verklumpen, sezernieren den Thrombozyten-Faktor 3 und Substanzen, die die Gefäßpermeabilität steigern, darunter Histamin und 5-Hydroxytryptamin. Auch aus Basophilen und Mastzellen setzen Immunkomplexe Mediatoren frei.

Reaktionen vom verzögerten Typ bei Meerschweinchen wurden nach Injektion von Antigen-Antikörper-Komplexen beschrieben.

Kritisch ist die Zusammensetzung der Komplexe. Die (unlöslichen) Komplexe im Äquivalenzbereich waren fast ohne Wirkung. Keine Aktivität haben Komplexe der Zusammensetzung Ag_2Ak (2 Antigen-Moleküle, 1 Antikörpermolekül). Hochaktiv waren Ag_3Ak_2-Komplexe und kompliziertere, zu großer Antigenüberschuß wirkt hemmend.

Während die Art der beteiligten Antigene offenbar ohne Einfluß ist, gibt es Artunterschiede in Bezug auf die Effektivität der Antikörper. Solche von Pferd, Rind oder Huhn waren im untersuchten Testsystem wirkungslos.

Ganz gleiche Veränderungen wie mit Immunkomplexen lassen sich mit künstlich aggregiertem Immunglobulin auch ohne Antigen-Beteiligung hervorrufen.

Bei den geschilderten Befunden muß zwischen in-vivo- und in-vitro-Bedingungen unterschieden werden.

Bei der Kontraktion des isolierten Meerschweinchen-Ileums in vitro ist eine Komplement-Beteiligung auszuschließen (Verwendung reiner Antigen-Antikörper-Komplexe). Auch ein Histamineinfluß erscheint unwahrscheinlich (die Histamin-Speicher sind bei der SCHULTZ/DALE-Reaktion sehr schnell geleert; hier fast beliebige Reproduzierbarkeit; fehlende Wirkung von Antihistaminika; Dauer und Form der Kontraktion). Antigen-Antikörper-Komplexe zeigen hier per se eine pharmakologische Wirkung, vergleichbar reagiert aggregiertes Immunglobulin. Zum möglichen Wirkungsmechanismus sind wir auf Spekulationen angewiesen. Da die früher erwogene Hypothese, es könne zu einer Dissoziation der Komplexe kommen und die Reassoziierung sei der entscheidende Reiz, als überholt anzusehen ist, muß die „neue" Eigenschaft mit der Komplexierung und Multivalenz zusammenhängen, wie es im vorigen Abschnitt diskutiert wurde. Diese Eigenschaft ist in der Fc-Region der verknüpften Immunglobuline verankert, denn aggregiertes Fc wies alle diese Eigenschaften aggregierter Immunglobuline auf. In vivo sind sowohl Histamin- als auch Komplement-Beteiligung möglich und wahrscheinlich, wie es sich z. B. aus der Hemmung des anaphylaktischen Schocks nach Injektion der Antigen-Antikörper-Komplexe durch Antihistaminika zeigte. Komplement-Spiegel-Senkungen nach derartigen Injektionen sind beschrieben, allerdings offenbar nicht dem Ausmaß der Anaphylaxie korreliert. Die Fähigkeit der Komplexe, Hautreaktionen hervorzurufen, geht nicht mit ihrer Komplement-Bindungsfähigkeit parallel. Die stärkste

Komplement-Bindung findet im Äquivalenzbereich statt, während die biologisch aktiveren Komplexe im Antigenüberschuß weniger Komplement binden. Andererseits bewirkte komplexiertes Rinder-Gammaglobulin, das kein Komplement bindet, auch keine Hautreaktion.

In jedem Fall erscheint zur Auslösung der Reaktion eine Anlagerung der Komplexe an Rezeptoren auf verschiedenen Zellen erforderlich. Die in perfundierten Lungen mit Komplexen auslösbare Bronchokonstriktion ist durch Zusatz normaler Immunglobuline kompetitiv hemmbar.

Die Auslösung der beschriebenen Reaktionen ist also keine charakteristische Folge einer Antigen-Antikörper-Reaktion, sondern der Wechselwirkung zwischen Immunglobulinmolekülen.

Daß Antigen-Antikörper-Komplexe eine Reihe von Krankheiten auslösen können, sei nur erwähnt.

Die Verteilung und Eliminierung von Antigen in vivo kann als ein pharmakokinetisches Problem angesehen werden, das durch das Einwirken der Immunreaktion kompliziert wird. Ein pharmakokinetisches Modell der Antikörper-Antwort wurde von CAMMARATA und Mitarb. publiziert, das die primäre Antikörper-Bildung und Immunelimination beschreibt.

Bei der Anlagerung von Antigen-Antikörper-Komplexen an Zellen spielt Komplement eine regulierende Rolle.

8.   Komplementaktivierung

„Bei Einwirkung von normalem Meerschweinchenserum auf Präzipitat nimmt dieses Meerschweinchenserum giftige Eigenschaften an. Das gebildete Anaphylatoxin ist imstande, bei normalen Meerschweinchen, intravenös injiziert, Anaphylaxie zu erzeugen." FRIEDBERGER hat 1910 erstmals pharmakologisch interessante

Effekte des Komplementsystems gefunden, die genauere Aufklärung der Mechanismen war allerdings kompliziert.

Komplement besteht aus einem System von neun Komponenten, acht individuellen Serumproteinen und einem Komplex aus drei Proteinen (C1q, C1r, C1s). Als Folge von Antigen-Antikörper-Reaktionen können diese Komponenten in Gegenwart von Ca^{2+} und Mg^{2+} in einer bestimmten Sequenz gebunden (fixiert, aktiviert) werden. Diese Aktivierung führt zu Zytolyse, Immunadhärenz und Phagozytose oder zur Abgabe von Mediatoren, dient also zur Verstärkung von Immunreaktionen.

Neben der klassischen Reaktionsfolge der einzelnen Komponenten gibt es alternative Wege zur Aktivierung (Nebenschluß-Aktivierung).

Eine Beschreibung des Aktivierungsvorganges findet sich bei FRIEMEL und BROCK (1976), vgl. auch Abb. 10. Die folgende Darstellung pharmakologischer Aspekte stützt sich auf eine kompetente Übersicht von VOGT (1974).

Die Aktivierung setzt das Vorliegen bestimmter Molekülkonformationen voraus, wie sie etwa nach Reaktion von (bestimmten) Immunglobulinen mit ihrem Antigen entstehen. Auch Polyinosinsäure, Zellulosesulfat, Heparin-Protamin-, Lysozym-DNS-Komplexe u. a. führen zur Aktivierung. Aktivierung bedeutet Umwandlung von Proenzymen in deren aktive Form. Es bestehen Beziehungen zum Gerinnungssystem: Die C1-Esterase kann durch den HAGEMAN-Faktor (Faktor XII) aktiviert werden. ε-Aminokapronsäure interferiert mit der Aktivierung von C1 (und Plasminogen). Hohe Konzentrationen von Diisopropylfluorophosphat (DFP) hemmen die C1-Aktivität (ein Querstrich über der Bezeichnung einer Komponente zeigt deren Aktivierung an).

Einige Komplementabkömmlinge sind biologisch aktiv: C$\overline{1}$ induziert eine Entzündung. An der gesteigerten Gefäßpermeabilität ist Histamin nicht beteiligt. Von C2 kann ein Peptid abgespalten werden.

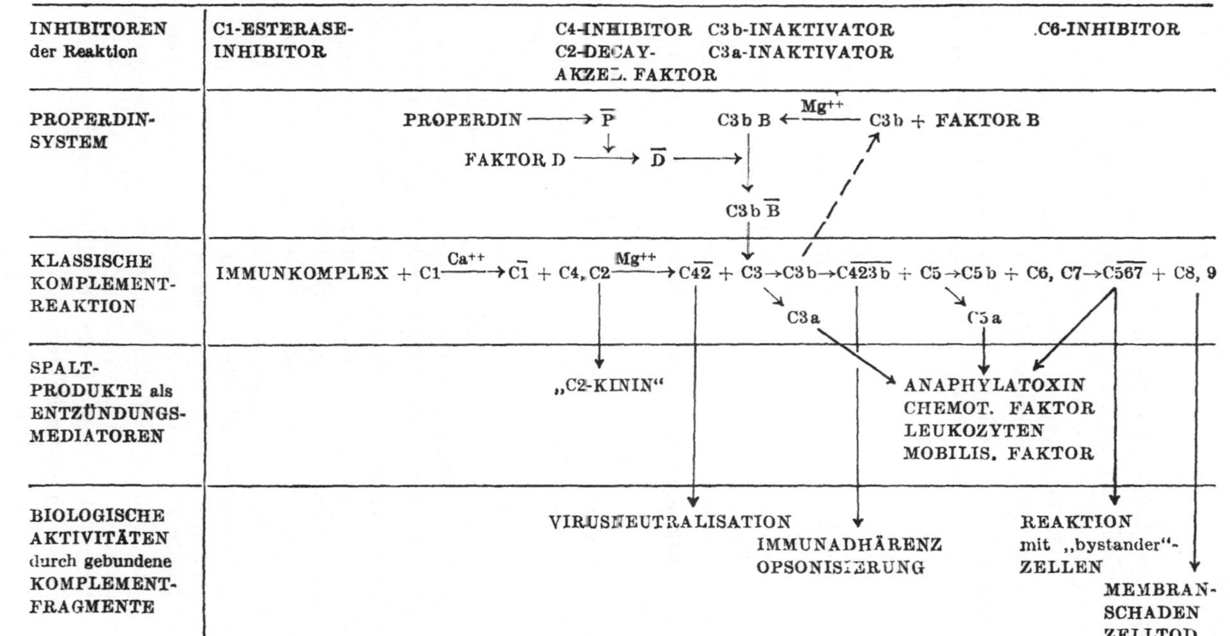

Abb. 10. Schematische Darstellung der Komplementaktivierung (OPFERKUCH 1977).

Der C$\overline{423}$-Komplex bewirkt Immunadhärenz, d. h. er ermöglicht die Anheftung von Erythrozyten, Leukozyten und Bakterien an Phagozyten und somit Phagozytose und Opsonierung. Bei der Aktivierung von C3 und C5 werden pharmakologisch aktive Peptide abgespalten (C3a und C5a, s. u.). C$\overline{423}$ hat peptidatische Aktivität und ist durch aromatische Aminosäureester und Peptide hemmbar, die als Substrat wirken können.

Der Komplex C$\overline{567}$ kann evtl. schon zur Zytolyse führen. Neben C3a und C5a trägt C$\overline{567}$ zur Komplementabhängigen Chemotaxis bei. Diese chemotaktische Aktivität wurde im Plasma nach i.v.-Injektion Komplementaktivierender Substanzen wie Zymosan oder aggregiertes Gamma-Globulin gefunden. Die Ansammlung polymorphkerniger Leukozyten am Ort der Immunkomplex-induzierten Läsionen durch C$\overline{567}$, C3a und C5a ist wichtig, wie z. B. bei der Vasculitis der umgekehrten passiven Arthus-Reaktion bei Versuchstieren, bei nephrotoxischer Nephritis und rheumatoider Arthritis gezeigt werden konnte. Entfernung des Komplements hob die Leukozyteninfiltration und andere Entzündungszeichen auf. Die durch Chemotaxis angelockten Neutrophilen können umgekehrt wieder durch Abgabe lysosomaler Enzyme C5 spalten und weitere chemotaktische Aktivität induzieren, so daß der Entzündungsprozeß ohne die auslösende Immunreaktion weiter ablaufen kann. Wie C$\overline{567}$ diese positive Chemotaxis auslöst, ist weitgehend unbekannt. In Neutrophilen wurden zwei Esterasen gefunden, die aromatische Aminosäureester spalten, von denen eine durch C$\overline{567}$ aktiviert wird. Diese Esterase ist nach Aktivierung durch Alkyl-Phosphate hemmbar, ebenso auch verschiedene Komplementkomponenten.

Bei Kaninchen ist C6 in die Blutgerinnung einbezogen: Tiere mit genetischem C6-Mangel zeigen verlängerte Gerinnungszeiten und reduzierten Prothrombinverbrauch. Komplementaktivierung fördert die Blutgerinnung unabhängig vom Hageman-Faktor.

Komplement-Nebenschluß-Aktivierungen beginnen bei C3, umgehen also die Aktivierung von C1, C4 und C2. Diese Wege sind von Enzymaktivitäten abhängig, die die C3-Konvertase $\overline{C42}$ ersetzen, wie sie in Form des aktivierten Faktors B des Properdinsystems gegeben ist. Properdin ist ein Serumglobulin, das für die C3-Aktivierung durch Zymosan (unlösliche Zellwand-Polysaccharidpräparation aus Hefe) und andere Polysaccharide erforderlich ist. Faktor B ($=$ C3-Proaktivator $=$ C3 PA $=$ Glyzinreiches β-Glykoprotein) wird durch Spaltung in zwei Fragmente aktiviert. Faktor B ist bei allen Nebenschluß-Aktivierungen beteiligt, die die späten Komponenten betreffen. Properdin selbst scheint nicht in alle Nebenschlußaktivierungen einbezogen zu sein, wie am Beispiel des Kobragift-Faktors (CVF) gezeigt wurde, ein Faktor, der in Gegenwart des Faktors B auf C3 einwirken kann. Die C3-Spaltung ist das Ergebnis der Wechselwirkung verschiedener Faktoren, darunter der Hydrazin-sensitive Faktor. Die Bildung des C 3-Spaltproduktes C3b ist ein Mechanismus, der die terminalen Reaktionen der Nebenschluß-Aktivierung initiiert.

Die Komplement-Reaktion liefert nicht nur zytotoxische Komplexe, sondern auch lösliche Produkte, die pharmakologisch aktiv sind und die mit Immunreaktionen assoziierte Entzündung verstärken.

Der $\overline{C567}$-Komplex wurde bereits beschrieben. Ein C4-Spaltprodukt wurde isoliert, zeigte aber keine biologischen Effekte. Spaltprodukte aus C2, C3 und C5 sollen ausführlicher besprochen werden.

Aktivierung von C2 durch $\overline{C14}$ führt zu zwei Fragmenten, von denen das kleinere mit einem Molekulargewicht von 34000 als thermostabiles Prinzip erstmals aus dem Plasma von Patienten mit hereditärem Angioödem mit gesteigerter Permeabilität isoliert wurde. Es fand sich eine pathologisch gesteigerte C1-Esterase-Aktivität, die für die Abspaltung verantwortlich war. Intradermale Injektion solchen Plasmas führte zur Bildung eines Hofes. Die erwähnte Steigerung der Gefäßpermeabilität durch $C\bar{1}$ ließ sich bei Patienten mit C2-Mangel nicht auslösen, so daß das aktive Prinzip das Reaktionsprodukt von C1 mit C4 und C2 ist. Durch Einwirkung von Trypsin auf C2 läßt sich ein Bruchstück mit ähnlichen Eigenschaften erzeugen. Dieses C2-Produkt („C2-Kinin") unterscheidet sich von C4a und Kininen durch den geringen Tyrosin-Gehalt, ist weniger basisch und leichter durch Trypsin zu zerstören als Bradykinin. Das aus der Wechselwirkung gereinigter $C1\bar{s}$-, C4 und C2-Komponenten gewonnene Peptid hatte ein Molekulargewicht geringer als 5000. Es ist zu vermuten, daß durch Spaltung von C2 mehr als ein Peptid entsteht. Neben der gesteigerten Gefäßpermeabilität rief das Peptid aus Angioödem-Plasma auch etwas Schmerz hervor und kontrahierte glatte Muskulatur, ohne Tachyphylaxie zu bewirken. Das Peptid wird als der Mediator der pathologischen Symptome dieser Krankheit angesehen.

C3-Fragmente: Das Fragment C3a wird oft als Anaphylatoxin bezeichnet, obwohl es sich chemisch und biologisch von dem klassischen Anaphalatoxin (C5a) unterscheidet. C3a kann durch die reguläre Komplementaktivierung entstehen, durch Einwirkung von Kobragift, durch Endotoxin-fixiertes Properdin oder durch kurze Behandlung von C3 mit Trypsin, Plasmin oder Thrombin. Hydroxylamin spaltet ein etwas größeres Peptid ab. C3a wird schnell durch eine Karboxypeptidase zu C3i inaktiviert, so daß seine Wirkung im Serum nicht erkennbar ist. ε-Aminokapronsäure scheint die C3a-Spaltung zu blockieren und die C3a-Bildung zu begünstigen. Die spontane C3-Spaltung ist durch Phenanthrolin hemmbar. C3a ist ein stark basisches Peptid mit einem Molekulargewicht von 7200 (das Produkt der $C\overline{42}$-Einwirkung) bzw. 7800 (nach Hydroxylamin). Die N-terminale Aminosäure ist Serin, die C-terminale Arginin. Die Primärstruktur wurde wie folgt angegeben (Abb. 11). C3a kontrahiert das isolierte Meerschweinchen-

Ileum maximal bei einer Konzentration von 0,1 µg/ml Medium. Es zeigt eine ausgesprochene Tachyphylaxie. Der spasmogene Effekt ist durch Antihistaminika hemmbar. C3a bewirkt Histaminfreisetzung aus Mastzellen. Zusätzlich zu dieser Wirkung über Histamin besitzt es aber eine unabhängige kontrahierende Wirkung, denn C3a ist auch nach Tachyphylaxie gegenüber C5a,

```
1                                   10
Ser-Val-Gln-Leu-Thr-Glu-Lys-Arg-Met-Asn-Lys-Val-Gly-Lys-Try-Pro-Lys-Glu-
  20                                     30
Leu-Arg-Lys-Cys-Cys-Glu-Asp-Gly-Met-Arg-Gln-Asn-Pro-Met-Arg-Phe-Ser-Cys-
     40                                     50
Gln-Arg-Arg-Thr-Arg-Phe-Ile-Ser-Leu-Gly-Glu-Ala-Cys-Lys-Val-Phe-Leu-Asp-
          60                                     70
Cys-Cys-Asn-Tyr-Ile-Thr-Glu-Leu-Arg-Arg-Gln-His-Ala-Arg-Ala-Ser-His-Leu-
              77
Gly-Leu-Ala-Arg
```

Abb. 11. Primärstruktur des C3a-Moleküls (HUGLI 1975).

ebenfalls ein Histamin-Liberator, voll aktiv, so daß auf andere Rezeptoren zu schließen ist. Der schnelle Abbau von C3a macht System-Wirkungen in vivo unwahrscheinlich. Schon eine Injektion von 10 ng C3a in die Meerschweinchenhaut bewirkt eine Steigerung der Gefäßpermeabilität. Menschliche Haut ist noch empfindlicher. Hier wird auch Pruritus beschrieben (offenbar über eine Histamin-Freisetzung). Wahrscheinlich über α-adrenerge Rezeptoren und unabhängig von Histamin bewirkt C3a eine Konstriktion von Arteriolen. C3a ist weiter chemotaktisch wirksam, wahrscheinlich aber nur gering. Es aggregiert Thrombozyten von Meerschweinchen, nicht aber menschliche. C3a hat auch zytolytische Wirkungen. Durch Einwirkung vieler Proteasen auf C3 entstehen Peptide, die für Neutrophile chemotaktisch sind. Sie sind weniger untersucht. Unter diesen Peptiden ist ein chemotaktisch aktiveres als C3a. Ein anderes wurde als Leukozyten mobilisierender Faktor bezeichnet. Es ist ein saures Peptid ohne chemotaktische oder kontrahierende Aktivität. Bei Perfusion isolierter Knochen bewirkt es die Abgabe reifer Granulozyten.

Für eine signifikante Beteiligung von C3a bei der Auslösung klinischer Symptome bei Antigen-Antikörper-Komplex-Krankheiten gibt es keine Hinweise. Andere chemotaktische Peptid-Spaltprodukte aus C3 wurden bei nicht-immunologischen Entzündungen wie z. B. beim Herzinfarkt und bei nicht-rheumatoider Arthritis gefunden. Die C3-spaltenden Enzyme werden möglicherweise von geschädigten Zellen abgegeben. Diese Peptide und der Leukozyten-mobilisierende Faktor werden zur Erklärung der Leukozytose bei diesen Entzündungen herangezogen.

Anaphylatoxin: Obwohl das von FRIEDBERGER entdeckte „Anaphylatoxin" in seiner Bedeutung für die Auslösung eines anaphylaktischen Schocks fraglich ist, weil dieser primär durch Histamin bewirkt wird, ist der Begriff doch eingebürgert. Folgt man VOGT, ist nur das C5-Spaltprodukt als Anaphylatoxin (AT) zu bezeichnen, andere Autoren wollen dieses AT durch den Zusatz „klassisches" AT von anderen anaphylaktoiden Substanzen unterscheiden. AT ist mit dem C5a-Spaltprodukt identisch. C5a ist das einzige spasmogene Prinzip, das bei Inkubation von Meerschweinchen-, Ratten- oder Pferde-Plasma mit verschiedenen Polysacchariden oder Kobra-Gift-Faktor entsteht. Diese AT-Bildung geht über das Properdin-System und ist nicht von Ca^{2+} abhängig. Aktivierung über dieses System ist für die Bildung von AT effektiver als über den klassischen Weg. Im Vollserum wird AT sofort nach seiner Bildung inaktiviert. Für die Spaltung ist ebenfalls eine Karboxypeptidase verantwortlich. Im Serum von Menschen und Pferden enthält das vom C5abgespaltene AT (primäres AT, AT I) ein Lysin am C-Terminus. Durch die erwähnte Peptidase wird das Lysin abgespalten (sekundäres AT, AT II). AT II ist wesentlich weniger aktiv als AT I.

AT II ist ein schwach basisches Peptid mit einem isoelektrischen Punkt bei pH = 9,5. Die Molekulargewichte wurden von zwischen 9000 und 11000 bis 16500 und

17500 angegeben. C5a aus Pferdeserum bestand aus
74 bis 76 Aminosäure-Resten, C5a aus menschlichem
Serum wies 73 Aminosäuren auf und enthielt im Gegensatz zum C3a ca. 25% Kohlenhydrate. AT II ist im
Serum stabil und widersteht Kochen bei niedrigem
pH-Wert. Die biologische Aktivität ist durch Proteasen
und Spaltung von Disulfidbrücken aufzuheben.

Anaphylatoxine verschiedener Spezies waren immun-
chemisch identisch. AT wurde infolge seines spasmogenen
Effektes auf die Bronchialmuskulatur von Meerschweinchen entdeckt. Bei der Kontraktion des isolierten Meerschweinchen-Ileums ist eine ausgeprägte Tachyphylaxie
auffallend. Anaphylatoxine verschiedener Spezies wiesen
Kreuz-Tachyphylaxie auf, nicht aber mit C3a. AT
wirkt auch auf andere glatte Muskulatur, aber nur
gering oder nicht auf den Rattenuterus. AT II kontrahiert
die vaskuläre glatte Muskulatur und bewirkt bei Meerschweinchen nach einem initialen Blutdruckabfall einen
vasokonstriktorischen Effekt, der der Tachyphylaxie
unterliegt. Die Kontraktion des Ileums erfolgt in einer
Konzentration von 10^{-9} M an menschlichem AT I, in
der menschlichen Haut ruft es noch in 10^{-15} M ein Erythem
hervor. AT bewirkt die Abgabe von Histamin aus den
meisten untersuchten Geweben (nur schlecht bei Ratten).
Einige AT-Effekte sind durch Antihistaminika zu unterdrücken, andere nicht, wie z. B. die Wirkungen auf den
Blutdruck. Die Konstriktion der Koronargefäße ist der
Histaminwirkung entgegengesetzt. Die Steigerung der
Gefäßpermeabilität und der Bronchospasmus sind durch
Antihistaminika zu vermindern, nicht aber zu unterdrücken. AT hat neben einer Histamin-liberierenden
Wirkung einen direkten Effekt auf die glatte Muskulatur.
Neben Histamin setzt AT auch Noradrenalin frei, vielleicht auch Azetylcholin. Auch C5a aggregiert Meer-
schweinchenthrombozyten, zeigt aber keine Kreuz-
tachyphylaxie mit C3a. AT ist chemotaktisch für Neutrophile. Diese Eigenschaft übt es aber nur in Verbindung
mit einem anderen Peptid, Cocytotaxin (Molekular-

gewicht 8500) aus, wenn man WISSLER u. Mitarb. (1972)
folgt. Cocytotaxin entsteht in ähnlicher Weise wie AT
und hat allein keine pharmakologische Wirkung. In
Abhängigkeit von dem molaren Verhältnis beider Peptide
konnte eine zellspezifische Chemotaxis für Neutrophile
und Eosinophile beobachtet werden. Die Zellspezifität
und die anaphylaktische Wirkung des binären Peptid-
systems überlappen sich nur teilweise. Cocytotaxin
kann durch Nukleotide wie ATP oder cAMP ersetzt
werden, es wirkt als regulierendes Peptid.

Eine Reihe von Gründen spricht dagegen, daß AT
bei der Auslösung eines anaphylaktischen Schocks wesentlich beteiligt ist, der über eine IgE-vermittelte Mediatorfreisetzung aus Mastzellen und Basophilen ausgelöst
wird. So wirken zirkulierende Antikörper der Klasse IgG,
die nach Reaktion mit dem Antigen Komplement aktivieren und damit zur AT-Bildung führen können, schüt-
zend vor einem anaphylaktischen Schock, indem sie die
Reaktion des Antigens mit zellgebundenem IgE verhindern. AT ist wahrscheinlich in Immunreaktionen
einbezogen, die Komplement verbrauchen, besonders
in lokale Entzündungen. So wurde AT z. B. in der Syno-
vialflüssigkeit von Patienten mit rheumatoider Arthritis gefunden. Hier gelten die gleichen Überlegungen, die
bei der Besprechung des C567 angestellt wurden. Durch
seinen vasokonstriktiven Effekt und die chemotaktische
Wirkung kann AT in die Rejektion von Transplantaten
einbezogen sein. Nach Einwirkung von Proteasen wird
die chemotaktische Aktivität gegenüber Leukozyten
aufgehoben. Ein Fragment dieses Leukotaxins ist chemotaktisch für Tumorzellen.

Versuche, durch Reduzierung der Komplement-Aktivi-
tät allergische Reaktionen zu beeinflussen, sind im Tier-
experiment wiederholt mit einer Reihe von Substanzen
gelungen. So war durch Injektion des Cobra-Gift-Faktors
der FORSSMAN-Schock bei Meerschweinchen zu unterdrücken, ebenso die ARTHUS-Reaktion und auch die
nephrotoxische Nephritis war zu reduzieren. Die Über-

lebenszeit von Transplantaten bei Hunden war verlängert. Die passive kutane Anaphylaxie ist so aber erwartungsgemäß nicht zu beeinflussen.

9. Immunglobulin E

Seit PRAUSNITZ 1921 die Überempfindlichkeit gegen Fischallergene durch lokale Injektion des Serums seines Patienten KÜSTNER auf sich selbst übertragen konnte, wurden viele Versuche gemacht, den dafür verantwortlichen humoralen Faktor zu isolieren. Dieser wurde „Reagin" genannt. Reagin-Aktivität wurde in der β- und γ-Region aufgetrennter Allergiker-Seren gefunden, später auch dem IgA zugeschrieben. Erst als ISHIZAKA und seine Gruppe Reagine aus dem Serum von Asthmatikern isolieren konnten und JOHANSSON und BENNICH einen Myelompatienten (N.D.) fanden, dessen Myelomproteine weitgehende Übereinstimmung mit ISHIZAKAS Reaginen zeigten, konnte die Reaginaktivität einer Immunglobulinklasse, dem IgE (E nach dem E-Antigen aus Ragweed-Pollen) zugeordnet werden. IgE-Analoge wurden spontan oder nach Immunisierung vorkommend auch bei anderen Säugetieren gefunden (vgl. Tab. 6).

Die Haupteigenschaft des IgE ist seine gewebssensibilisierende Wirkung über längere Zeit. Wenn man diese

Tabelle 6
(nach STANWORTH [1973], leicht gekürzt): Typen anaphylaktischer Antikörper, die bei den detailliert untersuchten Säugerspezies identifiziert wurden

Spezies	γ_1-Typ	γ_2-Typ (pseudo-anaphylaktisch)	γE-Typ
Meerschweinchen	IgG1	IgG2	IgE
Maus	IgG1	IgG2a	IgE
Ratte	IgGa	IgG2	IgE
Kaninchen		IgG2	IgE
Hund		IgG2	IgE
Affe		IgG2	IgE
Mensch		IgG1, IgG3, IgG4	IgE (Reaign)

Tabelle 7
(nach BENNICH und JOHANSSON [1971]), gekürzt, es sind nur die Papain-Fragmente aufgeführt: Immunologische und physiko-chemische Eigenschaften enzymatischer Fragmente des IgE (ND)

Eigenschaften	natives IgE (ND)	Papain-Fragmente					
		7 S	Fc	Fab	Fab	Fc''	C_λ
Molekulargewicht	190 000		95 000	50 000	40 000	38 000	25 500
Sedimentationskonstante $(S^0_{20,w})$[1]	8,2 S	7 S	5,1 S				
Kohlenhydrat (%)	11,7	+	18,5	+	−	20−33	−
Antigene Eigenschaften[2]							
Epsilon, $D_\varepsilon 0$	+	+	−	+	+	−	−
$D_\varepsilon 1$	+	+	+	(±)	−	+	−
$D_\varepsilon 2$	+	+	+	−	−	−	−
leichte Kette	+	+	−	+	+	−	+
Hemmwirkung auf P-K oder	P-K+	P-K+	P-K+	P-K−	P-K−	P-K−	P-K−
Reagin-induzierte	(< 5)		(< 5)				
PCA[3]) (Pavian)	PCA+	PCA+	PCA−	PCA−	PCA−	PCA−	PCA−
(µg)	(1−5)		(< 2)	(> 100)	(> 100)	(> 100)	(> 100)

[1]) Berechnet auf der Basis von $\overline{V} = 0{,}713$

[2]) $D_\varepsilon 0$ − Idiotypische Determinanten; D 1 und D 2 − Determinanten des Fc der Epsilon-Ketten

[3]) P-K = PRAUSNITZ-KÜSTNER-Reaktion, PCA = Passive kutane Anaphylaxie

Eigenschaft zur Grundlage der Definition macht, ist nur IgE als Reagin zu bezeichnen (der Begriff Reagin damit durch die präzisere Bezeichnung IgE zu ersetzen). Wird bei der Definition jedoch auch die Initiierung der Mediatorabgabe berücksichtigt, sind auch Immunglobuline anderer Klassen in die Diskussion einzubeziehen, insbesondere ein für kurze Zeit sensibilisierendes IgG (Tab. 6). Für die Auslösung anaphylaktischer Reaktionen beim Menschen ist IgE von ausschlaggebender Bedeutung.

Strukturell verhält sich IgE grundsätzlich wie andere Immunoglobuline. Es ist ein Glykoprotein mit elektrophoretischer γ_1-Mobilität. Andere Konstanten sind Tab. 7 zu entnehmen. Der molare Extinktionskoeffizient bei 280 nm wird für das IgE (ND) mit $E_{1cm}^{1\%} = 15{,}33$ angegeben. Die IgE-Reinigung erfolgte zunächst mit den Methoden der Proteinchemie (Elution bei DEAE-Zellulose-Chromatografie bei Verwendung von Phosphatpuffer pH $= 8$ in einem Bereich um 0,02 mM), jetzt über Affinitätschromatografie. IgE-Moleküle sind entsprechend dem PORTER-Modell aus vier Ketten zusammengesetzt, zwei schweren (Epsilon) und zwei leichten (Kappa oder Lambda). Die Molekulargewichte der ε-Ketten betragen 75 500, die der $\varkappa$- bzw. λ-Ketten 22 500. Fermentative Einwirkung führt zu Bruchstücken (s. Abb. 13 und Tab. 7). Die ε-Kette ist damit ca. 10 000 Dalton größer als die γ-Kette. Die vorläufige Aminosäuresequenz der ε-Kette des Myelomproteins IgE (ND) ist in Abb. 12 gezeigt. Die ε-Kette besteht aus ca. 550 Aminosäureresten und enthält außer der variablen vier konstante Domänen (C_H1 bis C_H4) und 15 Cysteinreste, von denen 10 an der Ausbildung von Disulfidbrücken innerhalb der Kette im Bereich der 5 Domänen beteiligt sind. Wahrscheinlich sind auch zwei weitere zur Bildung von S-S-Brücken innerhalb der ε-Kette erforderlich. Zwischen den beiden ε-Ketten eines Ig E bestehen zwei Disulfidbrücken, während je eine zur leichten Kette führt (Abb 13). Die labile Natur einiger dieser S-S-Brücken wird als Ursache der leichten Denaturierbarkeit des IgE ange-

	10	20 →96

V

Glp-Val-Gln-Leu-Val-Gln-Ser-Gly-Ala-Glu-Val-Arg-Lys-Pro-Gly-Ala-Ser-Val-Arg-Val-Ser-Cys-Lys-Ala-Ser-Gly-Tyr-

30 · 40 · 50
Thr-Phe-Ile-Asp-Ser-Tyr-Val-Gly-Trp-Ile-Arg-Gln-Ala-Pro-Gly-His-Gly-Leu-Glu-Trp-Ile-His-Trp-Ile-Asn-Pro-Asn-

60 · 70 · 80
Ser-Gly-Gly-Thr-Asn-Tyr-Ala-Pro-Arg-Phe-Gln-Gly-Arg-Val-Thr-Met-Thr-Arg-Asp-Ala-Ser-Phe-Ser-Thr-Ala-Tyr-Met-

90 · 22← · 100
Asp-Leu-Arg-Ser-Leu-Arg-Ser-Asp-Asp-Ser-Ala-Val-Phe-Tyr-Cys-Ala-Lys-Ser-Asx-Pro-Phe-Trp-Ser-Asx-Tyr-Asx-Phe-

110 · 120 · 130
Asx-Tyr/Ser, Ser, Ser, Glx, Glx, Gly/Thr-Glu-Val-Thr-Tyr/Thr-Val-Ser-Gly-Ala-Trp/Thr-Leu-Pro-xxx/Val-Phe-Pro-Leu-

L →225 · 150 →207 · 160
Thr-Arg-Cys-Cys-Lys-Asx-Ile-Pro-Ser-ASN-Ala-Thr-Ser-Val-Thr-Leu-Gly-Cys-Leu-Ala-Thr-Gly-Tyr-Phe-Pro-Glu-Pro-

C1

170 · 180
Val-Met-Val-Thr-Trp-Asx-Thr-Gly-Ser-Leu-ASN-Gly-Thr-Thr-Leu-Pro-Ala-Thr-Thr-Leu-Thr-Leu-Ser-Gly-His-Tyr-Ala-

190 · 200 · 153← 210
Thr-Ile-Ser-Leu-Leu-Thr-Val-Ser-Gly-Ala-Trp-Ala-Lys-Gln-Met-Phe-Thr-Cys-Arg-Val-Ala-His-Thr-Pro-Ser-Ser-Thr-

220 · 139← · 230 · 240 H
Val-Asx-ASN-Lys-Thr-Phe-Ser-Val-Cys-Ser-Arg-Asp-Phe-Thr-Pro-Pro-Thr-Val-Lys-Ile-Leu-Glx-Ser-Ser-Cys-Asx-Gly-

250 · →312 · 260 · 270
Leu-Gly-His-Phe-Pro-Pro-Thr-Ile-Glx-Leu-Cys-Leu-Val-Ser-Gly-Tyr-Thr-Pro-Gly-Thr-Ile-ASN-Ile-Thr-Trp-Leu-Glx-

C2

280 · 290
Asx-Gly-Glx-Val-Met-Asp-Val-Asp-Leu-Ser-Thr-Ala-Ser-Thr-Glu-Ser-Gln-Gly-Glu-Leu-Ala-Ser-Thr-Glu-Ser-Gln-Leu-

300 · 310 254← · 320
Thr-Leu-Ser-Gln-Lys-His-Trp-Leu-Ser-Asp-Arg-Thr-Tyr-Thr-Cys-Gln-Val-Thr-Tyr-Gln-Gly-His-Thr-Phe-Gln-Asp-Ser-

H 330 · 340 · 350
Thr-Lys-Lys-Cys-Ala-Asp-Ser-Asn-Pro-Arg-Gly-Val-Ser-Ala-Tyr-Leu-Ser-Arg-Pro-Ser-Pro-Phe-Asp-Leu-Phe-Ile-Arg-

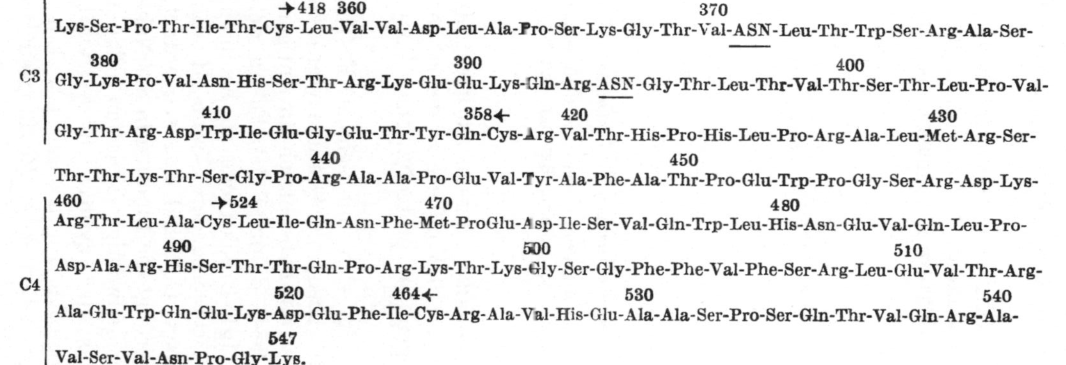

Abb. 12. Primärstruktur der ε-Kette (BENNICH et al. 1976)

sehen (Erwärmen auf 56 °C für 30 min oder Einwirkung
von 0,1 M 2-Merkaptoäthanol führen zu einer Senkung
der Antigenität und heben die Gewebsbindungsfähigkeit
auf).

Die ε-Kette weist sechs Oligosaccharidketten auf, es
wurden Fukose, Mannose, Galaktose, N-Azetyl-D-Glykos-
amin und N-Azetyl-Neuraminsäure nachgewiesen.

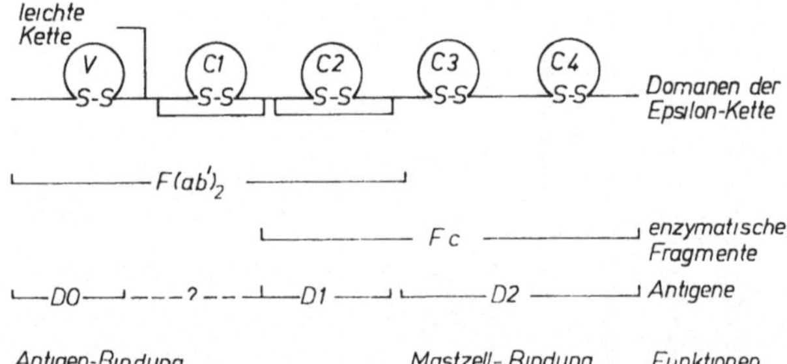

Abb. 13. Verteilung der Homologie- und Brückenregionen unter Berücksichtigung enzymatischer Fragmente der ε-Kette (BENNICH und BAHR-
LINDSTRÖM 1974).

Abb. 13 zeigt auch die Lokalisierung der Antigene D0,
D1 und D2. Die D1-Region ist im Vergleich zu der labilen
D2-Region resistenter gegenüber proteolytischen Enzy-
men.

IgE hat die Eigenschaft, sich mit seinem Fc-Teil
an Zielzellen (Mastzellen, basophile Granulozyten) zu
lagern (s. Kap. 11), während der Fab-Bereich zur Antigen-
Bindung befähigt ist. Diese Bindung des Fc an den
Rezeptor ist nur durch IgE-Bruchstücke zu hemmen,
die das Fc tragen (Tab. 8). Die besondere Gewebsaffinität
des IgE wird den Domänen C_H3 und C_H4 zugeordnet,
nach anderer Auffassung erfolgt die Bindung in der Nähe
der hinge-Region. Die gegenwärtige Situation erlaubt
kein tieferes Verständnis der zytotropen Aktivität,
die die wichtigste biologische Eigenschaft ist. Einer
Arbeitshypothese zufolge sollen zwei Bindungsstellen

für die Wechselwirkung mit zellulären Rezeptoren auf den C_H3- bzw. C_H4-Domänen lokalisiert sein.

Während die Halbwertzeit des Serum-IgE in der Größenordnung von 0,7 bis 4,4 Tagen lag (die des IgG bei 25 Tagen), ließ es sich im Gewebe noch nach Monaten nachweisen, die Halbwertzeit des gebundenen IgE beträgt

Tabelle 8
(aus STANWORTH [1973]): Hemmung der P-K-Reaktion durch Myelom-IgE und verschiedene enzymatische Spaltprodukte (Hausstaub-Allergiker-Serum [0,05 ml] vermischt mit 0,05 ml der Hemmstoff-Lösung mit 6 µg/ml Protein, PRICK-Test nach 24 h)

Testsubstanz	Hautrötung nach 20 min (mm^2)
NaCl (Kontrolle)	152 ± 17
IgE	5 ± 1
Fc	4 ± 0
F(ab')$_2$	114 ± 12
Fab	100 ± 32
Fd'	107 ± 19
λ-Kette	149 ± 40
IgG (normal)	121 ± 26
Allergen (direkter Test)	9 ± 5

ein bis zwei Wochen. Das Maximum der Auslösbarkeit der PRAUSNITZ-KÜSTNER-Reaktion (P-K-Reaktion) liegt bei 50 h, Immunglobuline anderer Klassen sind schon nach wenigen Stunden nicht mehr gebunden. Die Empfindlichkeit dieses Tests und die erstaunliche Sensitivität anaphylaktischer Reaktionen generell gehen aus der Tatsache hervor, daß die zur Auslösung der P-K-Reaktion minimal erforderliche IgE-Antikörper-Menge durchschnittlich bei 0,04 ng/ml lag.

Die Fähigkeit zur Hautsensibilisierung des IgE auch bei Gesunden wurde z. B. durch die umgekehrte P-K-Reaktion demonstriert. Eine intrakutane Injektion von spezifisch gegen IgE gerichtetem Antikörper bewirkte Quaddelbildung und Rötung. Antikörper gegen andere Immunglobulinklassen rufen diese Reaktion nicht hervor.

Die P-K-Reaktion ist eine Form der passiven kutanen Anaphylaxie (PCA), die bei Versuchstieren zum Nachweis von Reaginaktivitäten eingesetzt wird.

Auch auf zellulärer Ebene ist eine Sensibilisierung mit IgE zu erzielen. So gelingt es nicht nur, durch Zugabe von Anti-IgE menschliche Leukozyten zur Abgabe von Histamin etc. zu bringen, sondern man kann sie auch passiv durch IgE sensibilisieren oder Histamin aus Leukozyten von Allergikern durch Zugabe des homologen Allergens freisetzen. Die Wechselwirkung zwischen Allergen und Zielzellen wird in Kap. 11 genauer beschrieben.

Die physiologische Funktion des IgE wird in einer vorzugsweise lokalen (im Bereich des Respirations- und des Gastrointestinaltraktes) Abwehraufgabe gesehen, die mit der des IgA verglichen wurde. In jedem Fall aber sollte die physiologische Rolle des IgE in Beziehung zu seinen Zielzellen betrachtet werden (s. Kap. 10). Für eine derartige Aufgabe spricht u. a. auch das gehäufte Vorkommen IgE-synthetisierender Zellen in den Schleimhäuten, in Bronchial- und Peritoneallymphknoten, während sie in der Milz nur in geringer Zahl existieren.

Bei anaphylaktischen Phänomenen liegt dementsprechend das Überschießen einer Schutzfunktion vor.

Während lange die Meinung vorherrschte, IgE könne kein Komplement aktivieren, wurde gezeigt, daß das über den alternativen Weg vielleicht doch möglich ist. Diese Befunde bedürfen der Bestätigung.

Versuche, den Serum-IgE-Spiegel in Relation zu bestimmten Erkrankungen zu bringen, setzten geeignete Bestimmungsmethoden voraus. Der IgE-Spiegel liegt bei Normalpersonen zwischen 100 und 430 ng/ml (2,42 ng = 1 I.U.). Das ist der Grund, weshalb IgE erst so lange nach der Entdeckung seiner Wirkungen isoliert werden konnte. Die quantitative Bestimmung erfolgt radioimmunochemisch mit dem Radioimmunosorbent-Test (RIST), bei dem die zu bestimmende IgE-

Probe mit einer bekannten markierten IgE-Menge um
eine bekannte trägerfixierte Anti-IgE-Quantität konkur-
riert, oder durch quantitative radiale Diffusionsver-
fahren, auch ohne Verwendung markierter Antiseren.
Neben diesen Gesamt-IgE-Bestimmungsmethoden ist
der Radioallergosorbent-Test (RAST) von Bedeutung,
mit dem die Fraktion einer IgE-Population bestimmt
wird, die gegen ein bestimmtes Allergen gerichtet ist.
Andere Tests nutzen die Histaminfreisetzung nach IgE-
Allergen-Wechselwirkung aus Zellen oder Geweben zum
IgE-Nachweis.

Quantitative IgE-Bestimmungen bei Gesunden gaben
Hinweise für eine genetische Steuerung des IgE-Spiegels.
Die Häufigkeitsverteilung der IgE-Spiegel zeigte eine
gute Anpassung an das HARDY-WEINBERG-Gesetz für
zwei Allele an einem Gen-Lokus (Frequenz für hohe
Spiegel 0,136, für niedrige 0,864). Personen mit hohem
IgE-Spiegel sind homozygot, solche mit mittleren hetero-
zygot etc. So einfach ist aber die Genetik anaphylaktischer Reaktionen nicht erklärbar, denn vor eine (genetisch
kontrollierte) IgE-Produktion ist die davon wahrscheinlich unabhängige Kontrolle der Antigen-Erkennung
geschaltet. Es wurde ein Mechanismus postuliert, der
minimal vier Loci erfordert: Ein Ir-Gen, das die Erkennung auf der T-Zell-Ebene oder auf Makrophagen
kontrolliert, ein Gen, das die Synthese von Rezeptoren
auf B-Zellen mit Affinität zum Allergen steuert, ein Gen
für den IgE-Basalspiegel und schließlich ein Gen für
den spezifischen IgE-Antikörper. Da die meisten Allergene
verschiedene Epitope haben, müssen für ein gegebenes
Allergen mehrere Ir-Gene reagieren u.s.w. Auf mögliche
Beziehungen zwischen anaphylaktischen Reaktionen
und dem HLA-System soll nur hingewiesen werden.

Vor diesem genetischen Hintergrund wird verständlich,
warum zwischen IgE-Spiegel und klinischem Bild keineswegs immer Korrelationen bestehen, obwohl sie sich
z. B. beim extrinsischen Asthma zeigen. Bei der Überempfindlichkeit gegen Azetylsalizylsäure etwa fanden

sich nahezu normale IgE-Spiegel. Wenn man den geringen Anteil einer gegen ein bestimmtes Hapten gerichteten IgE-Spezies an der IgE-Gesamtpopulation berücksichtigt, ist dieser Befund nicht verwunderlich.

Aus der Schlüsselfunktion des IgE bei anaphylaktischen Erkrankungen leiten sich Therapie-Bemühungen über Beeinflussung des IgE ab. Eine kausale Therapie müßte in einer spezifischen Immuntoleranz oder spezifischen Immunosuppression bestehen. Dafür fehlen z. Z. fundamentale Voraussetzungen. Auch in Bezug auf die Regulation der IgE-Bildung sind wichtige Fragen noch nicht zu beantworten (vgl. ISHIZAKA [1976]). So ist auch der Mechanismus der in der Klinik verbreitet eingesetzten „Desensibilisierung" letztlich unklar. Dieser Therapieform, die insgesamt als unbefriedigend beurteilt wird und nach einigen Autoren nur angewendet werden sollte, wenn Arzneimittelbehandlung bei einem Patienten versagt hat, liegt die Vorstellung zugrunde, daß durch oft wiederholte Injektionen von Allergenen in Allergikern Immunglobuline der Klasse IgG mit gleicher Spezifität wie die vorbestehenden IgE-Moleküle induzierbar seien. IgE und IgG würden um das Allergen konkurrieren. IgG ist praktisch nicht zytotrop, kann also die anaphylaktischen Erscheinungen nicht auslösen. Andere Autoren vermuten, daß IgG auf die IgE-Synthese eine negative feed-back-Wirkung haben könnte. Dementsprechend wurden IgE-Verminderungen bei längerer „Desensibilisierung" gefunden.

Mehr Aussicht auf Erfolg scheinen Versuche zu haben, gezielt in die Regulation der IgE-Synthese einzugreifen. Dabei wird davon ausgegangen, daß für die Induktion der Immunglobulinsynthese eine Kooperation haptenspezifischer B-Lymphozyten und trägerspezifischer T-Lymphozyten erforderlich ist. Im Experiment gelang es, durch Induktion einer Toleranz gegen den Carrier-Anteil des Allergens oder durch Haptenbindung an einen nicht-immunogenen Träger eine IgE-Antikörperbildung zu unterdrücken. So machte z. B. eine Vorbehandlung von Mäusen mit DNP-Ovalbumin- oder Ragweed-Pollen-Allergen-Polyäthylenkonjugaten die Tiere unfähig, auf eine folgende Sensibilisierung mit DNP-Ovalbumin oder Ragweed-Allergen zu reagieren, auch eine bereits einsetzende IgE-Antwort konnte so spezifisch unterdrückt werden.

Am weitesten ist ISHIZAKA in die Geheimnisse der IgE-Synthese-Regulation eingedrungen. Er fand bei Kaninchen, daß die Träger-spezifischen Helferzellen für die IgE-Synthese von denen für die IgG-Synthese unterschieden sind (bei Mäusen wird eher eine unterschiedliche Empfindlichkeit von IgG- und IgE-B-Zellen gegenüber regulierenden Einflüssen der T-Zellen angenommen). Es wurde gezeigt, daß B- und T-Zellen unterschiedliche Abschnitte des Ragweed-E-Allergens erkennen. Wird dieses E-Antigen mit Harnstoff denaturiert oder nur dessen alpha-Kette eingesetzt, können damit T-Zellen geprägt werden. Dies gelingt auch mit anderen denaturierten Antigenen. Mit diesen veränderten Allergenen wird in die IgE-Synthese eingegriffen: Harnstoff-denaturiertes Ovalbumin stimuliert Ovalbumin-T-Zellen, nicht aber Ovalbumin-spezifische B-Zellen. Mäuse, die mit Ovalbumin vorbehandelt waren und später denaturiertes Ovalbumin injiziert erhielten, zeigten unterdrückte Reaktionen gegenüber dem Ovalbumin. Das Harnstoff-denaturierte Albumin unterdrückte die Entwicklung von T-Helfer-Zellen und von B-Gedächtnis-Zellen. Die Behandlung mit dem denaturierten Albumin führte zur Bildung von Suppressor-T-Zellen. Diese unterdrückten nicht nur die IgE-Sekundärantwort, sondern auch die beginnende IgE-Produktion. Der Effekt auf die IgE-Synthese war deutlich stärker als auf die IgG-Synthese. Die Suppressorzellen wirken über die Abgabe einer trypsinempfindlichen Substanz mit einem Molekulargewicht von 35—60000. Diese Substanzen sind bei der IgE- und IgG-Synthese unterschiedlich. Die gezielte Erzeugung von Suppressorzellen kann ein Ansatz für die gezielte Immuntherapie bei Typ-I-Erkrankungen

sein, die beschriebenen Experimente eine Erklärung
für die Erfolge der bisher eher empirisch praktizierten
„Hyposensibilisierung" geben.

10.   Mastzellen und Basophile

10.1.   *Morphologie und Eigenschaften*

Wegen ihrer zentralen Bedeutung bei anaphylaktischen
Reaktionen (s. Abschn. 2 und Abb. 1) werden Mastzellen
und Basophile genauer beschrieben. Im Vergleich zu
ihnen spielen andere Zielzellen (z. B. Thrombozyten)
in der Regel eine geringere Rolle. Mastzellen kommen in
allen Organen und Geweben vor, so daß es nach den Wor-
ten ihres Entdeckers PAUL EHRLICH (1878) überraschen-
der ist, sie nicht zu finden, als sie zu finden. SELYE, der
die Literatur über Mastzellen zusammengestellt hat,
definiert sie als ein Bindegewebselement, welches zytoplasmatische Granula besitzt, die sich unter gewöhnlichen
Bedingungen metachromatisch anfärben. Mastzellen
(Mastozyten) und basophile Granulozyten gehören funktionell zum gleichen System.
Die einzelnen Zellen des Mastzellsystems unterscheiden
sich in Bezug auf Größe, Form, chemische Zusammensetzung und ihren Gehalt an Granula. Charakteristisch
ist, daß sie Histamin und Heparin enthalten. Eine Klassi-
fikation aufgrund ihrer histologischen Form wird von
SELYE (1965) abgelehnt. Aus dem Verhalten von Mastzellen wurde wiederholt auf funktionell unterschiedliche
Fraktionen geschlossen.
Der Kern der Mastzellen ist rund oder geringfügig
oval. Das Bild der Zellen wird histologisch von der Vielzahl der Granula beherrscht (zwischen 100 und 500/Mast-
zelle). Gelegentlich sind Mitochondrien sichtbar. Durch
„Mastopexis" können Mastzellen fremdes Material wie
Lipide oder Metalle aufnehmen. Ihre Fähigkeit zur
Phagozytose ist gering — im Gegensatz zu ihrem Namen.

Im Elektronenmikroskop wurden Durchmesser von etwa 15 µm gemessen. Die Membran hat oft Ausläufer. Die Granula sind z. T. elektronendicht, viele enthalten osmiophile Körperchen. Eventuell gibt es zwei Granula-Typen, kleinere mit einem Durchmesser von ca. 0,5 µm, größere messen 0,75—1 µm, Teilweise enthalten die Granula ein lamelläres System.

Die wichtigste histophysiologische Eigenschaft der Mastzellen ist ihre Fähigkeit, die metachromatischen Granula zu entleeren. Durch die Abgabe ihrer hochaktiven Inhaltsstoffe (merokrine Drüsenzellen) können Mastzellen nicht nur ihre unmittelbare Umgebung, sondern über Lymph- und Blutfluß entfernte Organe beeinflussen. Die verfügbaren Tatsachen lassen sich mit einer einheitlichen Theorie der Mastzell-Entleerung nicht vereinbaren. In Abhängigkeit von der degranulierenden Substanz, der Spezies, der beeinflußten Region kann diese Entleerung über verschiedene Mechanismen ablaufen. Einzelne Inhaltstoffe können wahrscheinlich mehr oder weniger selektiv abgegeben werden, z. T. auch ohne Freisetzung metachromatischer Granula. Es wurde auch Granula-Abgabe ohne Mediatorfreisetzung beobachtet. Die Abgabe der Mediatoren (s. Abschn. 11 und 12) ist von einem energieliefernden Prozeß und lytischen Systemen abhängig, die normalerweise von einem Inhibitor gehemmt werden. Offenbar unabhängig von diesem Ablauf ist ein (unphysiologisches?) Entleeren der Granula z. B. durch Amine oder Diamine.

In Bereichen mit Mastzelldegranulierung entwickelt sich eine seröse Entzündung. Bestimmte Histaminliberatoren sind topotrop, d. h. sie degranulieren Mastzellen nur in bestimmten Gebieten (etwa in Schockorganen). Nach Degranulierung können Mastzellen überleben, eine Regranulierung ist möglich, sie kann aber Wochen dauern. Bei in vitro gehaltenen menschlichen Basophilen war eine Neusynthese von Histamin nicht nachweisbar.

Die Bildung von Mastzellen aus anderen Zelltypen (Histiozyten, Fibroblasten, Endothelzellen u. a.) ist umstritten und nicht endgültig geklärt. Mastzellen erscheinen während des embryonalen Lebens in allen untersuchten Spezies. Da Mitosen sehr selten sind, wurde angenommen, daß sich der Hauptteil der Mastzellen aus anderen Zelltypen entwickelt. Neue Befunde zeigen, daß mononukleäre lymphoide Zellen aus Thymus, Milz und Lymphozyten sich zu Mastzellen umwandeln können. Die Bildung von Mastzellen aus Thymuszellen in vitro konnte überzeugend demonstriert werden. Allerdings wies die Haut von athymen Mäusen normale Mastzellzahlen auf.

Mastzellen kommen im gesamten Körper vor, nahezu ausschließlich aber im Bindegewebe, hier bevorzugt um kleine Blutgefäße, Nerven und Drüsengänge. Durch Heparinfreisetzung sollen sie die Bildung von Thrombosen verhindern. Ihr Histamin könnte an einer Steuerung der Mikrozirkulation beteiligt sein. Eine Entleerung der Mastzellen bewirkt die Anziehung verschiedener Blutzellen, insbesondere Eosinophiler.

Mastzellen wurden bei allen Vertebraten gefunden. Es ist umstritten, ob vergleichbare Zellen bei Invertebraten vorkommen.

Starke Mastzellproliferationen werden als Mastozytosen bezeichnet, beim Menschen kommen sie besonders in Form der Urticaria pigmentosa vor. Die Mastzellen sind dabei in der Regel nicht so intensiv zu färben, die Zahl ihrer Granula ist geringer. Durch die gelegentliche Abgabe von Mediatoren (hier besonders Histamin) besteht eine gewisse Ähnlichkeit zum Karzinoid (5-Hydroxytryptamin-Ausschüttung). Bei Tieren sind Mastzellvermehrungen als Mastozytome oder Mastzellsarkome bekannt. Mastozytomzellen etwa von Mäusen haben in Form von Zellkulturen experimentelle Bedeutung.

Anstiege der Mastzellzahl findet sich aber auch bei anderen Erkrankungen wie Alopecia areata, Xeroderma pigmentosum, bei Keloiden, bei seröser Myokarditis u. a. Bei extrinsischem Asthma ist die Zahl der Mastzellen vermindert, es wurde eine leichte Degranulierbarkeit beschrieben.

Mastzellen enthalten oder bilden ein basisches Protein, Histamin, Heparin (ca. 25% des Mastzell-Trockengewichtes bei Ratten, Ursache der Metachromasie), 5-Hydroxytryptamin (5-HT, Serotonin, bei einigen Arten), slow reacting substance of anaphylaxis (SRS-A), den Eosinophilen-chemotaktischen Faktor der Anaphylaxie (ECF-A), den Thrombozyten-aktivierenden Faktor (PAF), Katecholamine, wahrscheinlich Kallikrein und andere Substanzen. Sie sind nach einigen Autoren zusammen mit

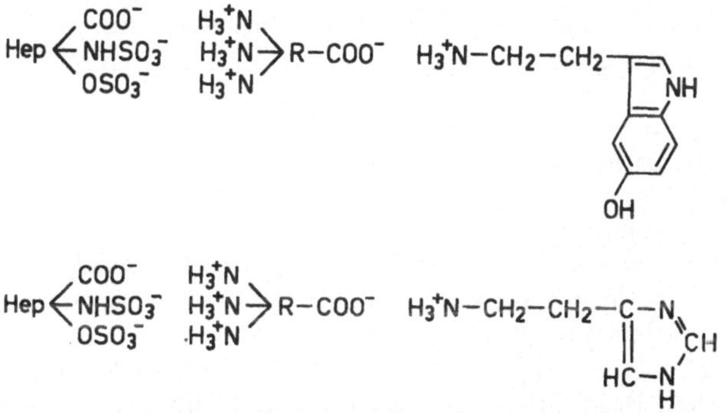

Abb. 14. Angenommene Struktur des Heparin (Hep)-Protein (R)-Histaminbzw. -5-Hydroxy-Tryptamin-Komplexes (UVNÄS 1973).

Thrombozyten die einzige Heparinquelle. Heparin liegt mit Histamin und 5-HT über ein basisches Polypeptid (MG ca. 5000) gebunden vor, vgl. Abb. 14. Zwischen der Zahl der Mastzellen und dem Gehalt von Geweben an Histamin und 5-HT (bei Maus und Ratte) besteht eine enge Parallelität. Bei Rattenmastzellen wurden folgende Werte bestimmt: Heparin: 20×10^{-12} g/Zelle, Histamin: $7-32 \times 10^{-12}$ g/Zelle, 5-HT: $1,3 \times 10^{-12}$ g/Zelle. In Mastzellen wurden folgende Enzyme nachgewiesen: Trypsin, Plasmin, Hydroxylasen, β-Glukuronidasen, Dehydrogenase, Esterasen, Monaminooxidase, Diaphorase, Lysolezithin, Phosphatidase, Phosphatase, ATPase, Arylsulfatase, Histidindekarboxylase, Hyaluronidase-Inhibitor.

10.2.   Basophile Granulozyten

Diese von EHRLICH zunächst als Blutmastzellen bezeichneten Zellen enthalten ebenfalls Granula mit Histamin und Heparin. Ihr Durchmesser liegt bei 10 µm, der
Kern ist polymorph und oft S-förmig. Weniger als 0,5%
aller Leukozyten sind Basophile. Wie Mastzellen geben
Basophile ihren Inhalt unter Einwirkung verschiedener
Substanzen ab. Basophile wurden bei allen Vertebraten gefunden. Bei vielen Arten scheint eine Beziehung zwischen
ihrer Zahl und der der Mastzellen zu bestehen: Bei Kaninchen und Vögeln steht einer großen Zahl Basophiler eine
geringe Menge von Mastzellen gegenüber, bei Mensch,
Meerschweinchen, Ratte und anderen Arten ist das
Verhältnis umgekehrt. Die Zahl der Basophilen ist durch
verschiedene Substanzen zu senken, darunter ACTH,
Glukokortikoide,   Histaminliberatoren.   Interessanterweise steigt mit abnehmender Menge der Basophilen die
Zahl der Eosinophilen. Krankhafte Vermehrungen sind
in Form basophiler Leukosen bekannt.

SELYE zählt folgende Argumente für enge Beziehungen
zwischen Basophilen und Mastzellen auf: Beide enthalten
metachromatische basophile Granula. Beide enthalten
Heparin und Histamin. Die durch Mastzell-Proliferation
bedingte Urticaria pigmentosa ist oft von Blut-Basophilie
oder basophiler Leukose begleitet. Bei verschiedenen
Spezies wurde die erwähnte inverse Beziehung zwischen
den Zellen beider Zelltypen gefunden. Bei niederen Vertebraten wurde oft eine Migration von Basophilen in
Gewebe gesehen, beide Zelltypen sind dann morphologisch
nicht zu unterscheiden. Unter geeigneten Bedingungen
sind beide zu degranulieren. Intravenöse Injektion
transplantabler Maus-Mastozytomzellen führt zu einer
Mastzell-Leukose.

Daß Gewebsmastzellen und Blutbasophile aber vielleicht doch verschiedene Zelltypen sind, geht aus folgenden Tatsachen hervor: Bei den meisten Spezies sind die
Strukturen beider Zellarten unterschiedlich, die Baso-

philen sind kleiner, rund, haben einen gelappten Kern,
die Mastzellen sind größer, haben oft Pseudopodien und
einen runden oder ovalen Kern. Unterschiede gibt es
auch in der elektronenmikroskopischen Struktur und der
Löslichkeit der metachromatischen Granula. Bei Säugetieren entwickeln sich Basophile postnatal aus dem häma-
topoietischen Gewebe, Mastzellen im Bindegewebe. Bei
Embryonen sollen Basophile in andere Gewebe wandern
und sich zu Mastzellen umwandeln können. Bei basophilen Leukosen ist die Zahl der Mastzellen nicht beeinflußt. Im Gegensatz zu Mastzellen sind Basophile gelegentlich Peroxidase-positiv. Basophile sind amöboid beweg-
lich.

Die Argumente für enge Beziehungen beider Zelltypen
erscheinen stärker. SELYE kommt zu dem Schluß, daß
man annehmen dürfe, daß die Blutbasophilen die zirkulierende Form des Mastzellsystems darstellen.

10.3. *Funktion*

Seit EHRLICH ist die Funktion von Mastzellen Gegenstand von Spekulationen. Es gibt mehr als 30 mehr oder
weniger gut begründete Hypothesen. Da diese Zellen
Heparin, Histamin, SRS-A, ECF-A, PAF, eine Reihe
von Enzymen und bei einigen Arten 5-HT enthalten
und abgeben, können sie lokale Reaktionen auf schädi-
gende Einwirkungen über Beeinflussung von Vaso-
konstriktion, Kapillarpermeabilität und Blutgerinnung
modifizieren. So spielen sie eine entscheidende Rolle
bei Entzündungen, Bindegewebsproliferationen, Thrombosen und Ödembildung. Ganz unzweifelhaft sind sie
bei anaphylaktischen und anaphylaktoiden Reaktionen
(Anaphylaxie-ähnliche Reaktion z. B. nach Injektion
von Dextran ohne vorhergehende Immunisierung) wesentlich beteiligt. Offenbar benutzt das Immunsystem das
allgemeinere Prinzip der unspezifischen Abwehr über
Mastzellen (lokales „Erste-Hilfe-Päckchen" oder pluri-
potente Notfallausrüstung nach SELYE) zu einer Ver-

stärkung und Ausbreitung spezifischer Immunreaktionen. Die immunologisch bedingte Mastzell-Entleerung ist danach nur ein Sonderfall einer auch anders induzierbaren Mediatorfreisetzung (s. Abschn. 10.4. und 11). Dafür spricht auch, daß die immunologische Histaminabgabe eine intakte Mastzelle voraussetzt, während chemische Liberatoren auch an isolierten Granula wirken.

Über Heparin beeinflussen Mastzellen wahrscheinlich den Lipidstoffwechsel. Durch ihre große Affinität z. B. für Ca^{2+} (Mastopexis) wurden sie in Beziehung zu Calciphylaxie und Calcergie gebracht. Diskutiert wurden weiter Beziehungen zwischen Produkten von Grundsubstanz, Muzin und Pigmenten, Produktion von Katecholaminen, Beteiligung an der Bildung von kollagenen und argyrophilen Fasern, Stimulierung der Wundheilung, nutritive, antibakterielle, antitoxische und sogar antineoplastische Funktionen, Beteiligung bei Stress, Beeinflussung der Mikrozirkulation (das für die physiologische Regelung der Mikrozirkulation wichtige Histamin stammt aber vielleicht nicht aus Mastzellen).

Wenn Mastzellen bei der Auslösung anaphylaktischer Reaktionen eine wichtige Rolle spielen und die Beeinflussung ihrer Mediatorabgabe einen aussichtsreichen Ansatzpunkt für eine Therapie darstellt, erscheinen durch eine solche Therapie evtl. auch Einwirkungen auf andere als anaphylaktische Phänomene möglich.

10.4.   *Nicht-immunologische Mediatorabgabe*

Grundsätzlich ist offenbar fast jede Substanz in der Lage, bei genügend hoher Dosierung eine Mediatorabgabe zu induzieren. Die Eigenschaft bestimmter Substanzen, speziell derartige Freisetzungen hervorzurufen, ist wesentlich eine Frage der Dosis.

Zur Mediator-Freisetzung werden folgende Substanzen oft verwendet: Anaphylatoxin, ATP, bakterielle Toxine, Ca^{2+}-Ionophore, Compound 48/80, Decamethylendiamin, Decylamin, Dextran und seine Metall-Chelate, Dextrin

und seine Metall-Chelate, Emulgatoren, Enzyme (Lezi-
thinase A, Chymotrypsin), Hexadimethrin, verschiedene
Lektine, Morphin, Muskelrelaxantien, Octylamin, Ovalbumin und Ovomukoid, vasoaktive Peptide wie Substanz
P, Pepton, Polymyxin, Polyvinylpyrrolidon (PVP),
Protamin, Stilbamidin, Toxine aus Invertebraten, Pflan-
zen und Mikroben, Viomycin, Wasser (osmotischer Druck).

Die Mediatorabgabe kann zytotoxisch oder nicht-
zytotoxisch sein. Das betrifft sowohl die immunologische
als auch die nicht-immunologische Freigabe, wobei

Abb. 15. Compound 48/80 (Mischung aus Di-, Tri- und Tetramer).

die Einwirkung der gen. chemischen Substanzen in
höherer Konzentration aber überwiegend zytotoxisch
ist, d. h. zur nichtselektiven Abgabe von Zellinhaltstoffen
und zum Zelltod führen kann. Die morphologischen und
funktionellen Ähnlichkeiten im Verhalten von Mastzellen
gegenüber nicht-toxischen Dosen dieser Substanzen und
nicht-zytotoxischen Antigen-Antikörper-Reaktionen sind
so groß, daß einige unspezifische Freisetzer von Mediatoren
als brauchbare Modelle für die Untersuchung der immunologischen Mechanismen gelten können.

Mastzellen aus verschiedenen Arten und sogar von
verschiedenen Stellen des gleichen Tieres unterscheiden
sich nicht nur morphologisch, sondern auch funktionell
in Bezug auf die Mediatorsekretion.

Sehr häufig wird *Compound 48/80* eingesetzt, ein
Kondensationsprodukt von p-Methoxyphenäthylamin mit
Formalin (s. Abb. 15). Intravenös appliziertes 48/80

wirkt auf alle Mastzellen des Körpers. 48/80 führt auch zur Histaminfreisetzung aus isolierten Mastzellgranula.

Bei geringen Konzentrationen von 48/80 werden nur wenige Zellen betroffen (individuelle Unterschiede in der Empfindlichkeit), es kommt zu einer geringen Abgabe von Granula. Die Zahl der veränderten und abgegebenen Granula und der gebildeten Vakuolen steigt mit steigender 48/80-Konzentration. Unter Verwendung von 48/80 kam UVNÄS (1973) zu der Auffassung, daß die Bindung von Histamin und Serotonin in Ratten-Mastzellen rein elektrostatisch sei und ihre Abgabe aus Granula durch einen Austausch der positiv geladenen Amine gegen Na^+ der extrazellulären Flüssigkeit erfolge. Die Mediatorfreisetzung sei ein Prozeß mit zwei Schritten. Zunächst erfolge ein aktives, energieabhängiges Ausstoßen der Granula aus der Zelle, danach der Ionenaustausch. Dieser Theorie wurde mit der Begründung widersprochen, daß auch aus Mastzellen, deren Granula alle intrazellulär waren, das Histamin abgegeben werden könne. Dem wurde entgegengehalten, daß Granula nicht nur in den Extrazellularraum ausgestoßen werden könnten, sondern auch in intrazelluläre Kompartimente mit direkter Kommunikation mit der extrazellulären Flüssigkeit. Dieses Zweischritt-Konzept stellt nach BECKER und HENSON (1973) eine Hypothese dar, deren Allgemeingültigkeit zu prüfen ist, weniger eine universell anzuwendende Schlußfolgerung.

Für den postulierten Ionenaustausch wurden viele Beweise erbracht. So können Mastzellen nicht nur Histamin, 5-HT, Dopamin und Norepinephrin durch Dekarboxylierung der entsprechenden Präkursor-Aminosäuren synthetisieren, sondern sie durch einen Ionenaustausch abgeben und aufnehmen. Die Assoziationskonstanten von Mastzellgranula für Histamin, 5-HT, Tryptamin, Azetylcholin, Phenyläthylamin, Tyramin, Dopamin, Noradrenalin, Adrenalin und Natrium liegen in der gleichen Größenordnung, nur Ca^{2+} hat eine wesentlich höhere Affinität. Nach Uvnäs (1973) könnten Sulphomukopolysaccharid-Protein-Komplexe eine allgemeine Eigenschaft von Speichersystemen biogener Amine darstellen.

Die Reaktion von 48/80 auf Mastzellen gleicht der immunologischen Reaktion auch insofern, als in beiden Fällen keine Abgabe zytoplasmatischer Enzyme oder von K^+ aus den Zellen erfolgt und sie weiter Trypanblau ausschließen können. Mastzellen können bei wiederholter 48/80-Einwirkung wiederholt Histamin abgeben.

Die Hemmung der 48/80-bedingten Histaminfreisetzung durch Diisopropylfluorophosphat wurde auf die Hemmung einer aktivierbaren Serin-Esterase zurückgeführt, deren Funktion für die Mediatorfreisetzung erforderlich ist. Die Mediatorabgabe durch 48/80 setzt einen intakten Stoffwechsel der Zellen voraus. Mastzellen haben eine hohe Glykolyserate in Anwesenheit von Glukose. Desoxyglukose hemmt bei O_2-Mangel die Mediatorabgabe, ebenso Phlorizin. Aber auch die Atmungskette ist von Bedeutung, sie stellt normalerweise die Energiequelle dar, kann aber bei Hemmung z. B. durch Dinitrophenol oder SH-Hemmer oder O_2-Mangel durch anaerobe Glykolyse ersetzt werden.

Auch Chymotrypsin und Phospholipase A führen zur Degranulation und Histaminfreisetzung. Aus vielen Ähnlichkeiten dieses Prozesses mit dem durch 48/80 ausgelösten wurde geschlossen, daß verschiedene nichtenzymatische Substanzen die Mediatorabgabe über Aktivierung eines Chymotrypsin-ähnlichen Enzyms induzieren. Die Beteiligung einer Phosphatidase ist umstritten.

Die Mediatorabgabe aus Mastzellen ist deutlich temperaturabhängig. Ca^{2+}-Mangel hemmt die 48/80 -induzierte Mediatorabgabe aus Rattenmastzellen nur gering, ebenso verhält sich Mg^{2+} nur als schwacher Antagonist. An der Mediatorabgabe sind Mikrotubuli und Mikrofilamente beteiligt. Ihre Störung etwa durch Kolchizin oder Zytochalasin B hemmt die Freisetzung. Deuteriumoxid, das

die Zahl der Mikrotubuli steigert, bewirkt Histaminabgabe und steigert die Abgabe von Mediatoren durch
48/80.

Steigerung des intrazellulären cAMP-Spiegels hemmt
die 48/80-induzierte Freisetzung.

An Sepharose kovalent gebundenes Polymyxin B
bzw. Compound 48/80 führte zur Bindung von Mastzellen
an die Sepharose-Kugeln und zur Degranulierung. So
wurde geschlossen, daß die Aktivierung von Mastzellen
über eine Bindung an der Zellmembran erfolge.

Ein *lysosomales kationisches Protein* (Bande 2-Protein)
aus polymorphkernigen Leukozyten von Kaninchen
bewirkt ebenfalls die Freigabe von Mediatoren aus Ratten-
mastzellen. Auch diese Reaktion ist temperaturabhängig,
erfordert Energie und schließt einen hitzeempfindlichen
Schritt ein. Das Bande 2-Protein wirkt ebenfalls über
eine aktivierbare Esterase.

Auch *ATP* (0,01—0,1 mM) induziert die Histaminabgabe, ADP, AMP, cAMP u. a. Derivate waren ohne
Wirkung. Die Reaktion ist stark Ca^{2+}-abhängig und von
Mg^{2+} zu hemmen. Es hemmen auch verschiedene Stoff-
wechselgifte wie etwa KCN und Schwermetallionen.
Zugegebene Glukose und Mannose steigern die ATP-
bedingte Histaminabgabe, auch Laktat und Pyruvat.
Verschiedene Befunde sprechen für eine Steigerung der
ATP-bedingten Mediatorfreisetzung durch Steigerung
des aeroben Stoffwechsels.

Ouabain, das die Histaminabgabe in verschiedenen
Systemen hemmt, beeinflußt nicht die von 48/80 und
ATP induzierten Veränderungen. Einige Befunde sprechen
dafür, daß Ca^{2+} und Na^+ zusammen für die Stimulierung
der Mediatorabgabe durch ATP erforderlich sind.
Hemmstoffe der Na^+, K^+ und Mg^{2+} aktivierten ATPasen
(z. B. 2,3 dichloro-4-(2-methylenbutyryl)-phenoxy Essig-
säure), die eine breitere Spezifität als Ouabain haben,
hemmten effektiv die Histaminabgabe aus menschlichen
Basophilen und wurden als antiallergische Substanzen
empfohlen.

Die Wirkungen von 48/80 und ATP unterscheiden sich u. a. in der Abhängigkeit vom Vorhandensein von Ca^{2+} und Mg^{2+}. Andererseits besteht folgende Beziehung: Behandlung von Mastzellen mit ATP (in mikromolarer Konzentration) bei Ca^{2+}-Mangel verhindert die Mediatorfreisetzung durch 48/80. Diese Wirkung hat nur ATP. Diese „Desensibilisierung" durch ATP in Abwesenheit von Ca^{2+} könnte darauf zurückzuführen sein, daß ATP ein kurzlebiges Intermediärprodukt induziert, das für die Wirkung von ATP und 48/80 erforderlich ist.

Es wurde auf Parallelen zur Freisetzung von Katecholaminen und Vasopressin durch ATP und Mg^{2+} (anstelle von Ca^{2+}) verwiesen.

Das *Ionophor A 23187* bewirkt bei Ca^{2+}-Anwesenheit ebenso wie eine direkte Mikroinjektion von Ca^{2+} in Mastzellen eine Mediatorabgabe. Wie 48/80 kann das Ionophor zellgebundenes Ca^{2+} zur Abgabe submaximaler Histaminmengen nutzen. Bei Abwesenheit von Ca^{2+} im umgebenden Medium hemmt das Ionophor die 48/80-Wirkung, wahrscheinlich, indem es zellgebundenes Ca^{2+} aus der Mastzelle transportiert. Bei Vorliegen von 5×10^{-4} M Ca^{2+} im Medium führte das Ionophor in 30 sec zu einer halbmaximalen Histaminabgabe (48/80 in 5—10 sec, ATP in 2 min). Auch hier hemmen Stoffwechsel- und Esterase-Inhibitoren, ebenso Theophyllin, während Dibutyryl-cAMP und Dinatriumcromoglykat wirkungslos waren.

Wie bereits angedeutet, können bestimmte Substanzen (z. B. Decylamin) Mastzellen über nicht-enzymatische Mechanismen degranulieren. Eine Einteilung der Mastzell-Dagranulatoren in zwei Typen (Beispiele für Typ I: Compound 48/80 und Polymyxin, für Typ II: C3a und ein kationisches Protein aus Kobragift) berücksichtigt unterschiedliche Zeiten für die Histamin-Abgabe, wechselseitige Desensibilisierung und Hemmung der Bindung der Substanz an Mastzellen.

Thrombozyten weisen zwar keine IgE-Rezeptoren auf, sie sezernieren aber ebenfalls einige Mediatoren und zeigen

7 Schnitzler

dabei Analogien zu Mastzellen und Basophilen. Ihr wichtigster Mediator ist 5-HT, bei Kaninchen auch Histamin.
Auch hier sind die Mediatoren in Granula gespeichert.
Die Abgabe schließt Adhärenz und Aggregation der
Thrombozyten ein. Dafür ist Ca^{2+} erforderlich, ebenfalls
ein intakter Stoffwechsel. In die Abgabe ist Thrombostenin, ein kontraktiles Protein, einbezogen. Aggregation
und Abgabe-Reaktion sind durch hohe cAMP-Spiegel
zu vermindern. So senken Katecholamine mit α-adrenergem Angriffspunkt den cAMP-Spiegel und fördern
die Aggregation und Mediatorabgabe. Auch Thrombin
reduziert den cAMP-Gehalt. Der cAMP-Beeinflussung
geht bei verschiedenen Abgabereaktionen die Aktivierung
einer Thrombozyten-Serinesterase voraus.

10.5.   *Mediatorabgabe durch C3a und C5a*

C3a und C5a bewirken mit gleicher Potenz eine
Histaminfreisetzung aus Mastzellen. Diese Abgabe ist,
ähnlich wie die durch einige andere Substanzen initiierte,
ein selektiver sekretorischer Prozeß und ist auf etwa
25% des gespeicherten Histamins beschränkt. Der
Effekt der beiden Peptide ist additiv und nichtkompetitiv.
Man kann unterschiedliche Rezeptoren beider Peptide
annehmen. An die Rezeptoren lagert sich nur etwa 1%
der angebotenen Peptid-Menge an. Steigerung der C3a
oder C5a-Konzentrationen über 4×10^{-6} M bewirkt
keine weitere Anlagerung. Eine Überschlagsrechnung
zeigte, daß ein C3a-Molekül zur Abgabe von mindestens
eintausend Histamin-Molekülen führt. Entfernung des
funktionell essentiellen Argininrestes vom Karboxylende
des C3a hob die Histamin-freisetzende Fähigkeit auf.
Das inaktivierte Peptid kann sich aber noch an die Zellen
binden und die Funktion des aktiven C3a hemmen.

Am isolierten sensibilisierten Meerschweinchen-Ileum,
das gegenüber Anaphylatoxin tachyphylaktisch gemacht
war, wurde von einigen Autoren eine Senkung der Reaktion
auf zugesetztes Antigen gefunden, z. T. auch eine partielle

Kreuztachyphylaxie. Andere Autoren konnten derartige Befunde nicht bestätigen. Die Reaktion wird durch die Histamin-liberierende Wirkung von Antigen-Antikörper-Komplexen selbst kompliziert.

Die durch C5a induzierte Histaminfreisetzung aus menschlichen Basophilen unterscheidet sich in wesentlichen Parametern von der über IgE mediierten, so daß unterschiedliche Mechanismen postuliert wurden.

11.   Anaphylaktische Mediatorfreisetzung

11.1.   IgE-Fc-Rezeptoren

IgE-Moleküle binden sich über ihren Fc-Abschnitt an Mastzellen und Basophile. Diese Bindung ist für die Sensibilisierung der Zellen verantwortlich. Die folgende Reaktion mit einem Antigen oder einem Anti-IgE bewirkt die Aktivierung von Enzymen und damit die Abgabe von Mediatoren (Abb. 1). In diesem Zusammenhang ist die Bindung von IgE an seine Rezeptoren interessant.

Basophile von Allergikern und Nicht-Allergikern binden nach ISHIZAKA (1975) etwa 10 000 bis 40 000 IgE-Moleküle pro Zelle. Die Zahl der gebundenen Moleküle ist dem Serum-IgE-Spiegel nicht korreliert, es besteht jedoch eine Beziehung zwischen der Zahl der gebundenen IgE-Moleküle und der Fähigkeit der Leukozyten zur Histaminabgabe durch Anti-IgE. Je weniger IgE gebunden ist, desto mehr Anti-IgE ist zur Erzielung einer maximalen Histaminabgabe erforderlich. Andererseits entspricht die Zahl der gebundenen IgE-Moleküle nicht der freigesetzten Histaminmenge. Diese wird durch biochemische Prozesse unter Einbeziehung des cAMP/cGMP-Systems bestimmt (s. u.). Zahl und Affinität der gebundenen IgE-Moleküle kontrollieren wahrscheinlich die Sensitivität von Zellen gegenüber dem Allergen.

IgE-Rezeptoren wurden auch auf Peritoneal-Mastzellen und kultivierten Basophilen der Ratte nachgewiesen.

Basophile haben eine etwa vier- bis sechsmal höhere Rezeptorendichte. Rattenzellen haben höhere Rezeptorenzahlen als menschliche Zellen. Auch diese Rezeptoren haben eine hohe Spezifität. IgE bindet sich über eine einfache reversible Reaktion nach folgendem Schema:

$$\text{IgE} + \text{Rezeptor} \underset{k_{-1}}{\overset{k_1}{\rightleftarrows}} \text{Rezeptor-IgE-Komplex},$$

wobei $k_1 = 9{,}6 \times 10^4 \text{ M}^{-1} \text{ sec}^{-1}$ und $k_{-1} = 5 \times 10^{-6} \text{ sec}^{-1}$ bei 37 °C bestimmt wurden. Die Assoziationskonstante K_A betrug $\geq 6 \times 10^9 \text{ l/M}$, die Aktivierungsenergie der Bindung 7,8 kcal/mol.

Bei Inkubation menschlicher Basophiler mit Myelom-IgE (100 µg/ml) stieg die Zahl der zellgebundenen IgE-Moleküle bei Gesunden zwei bis siebenfach an, bei Allergikern nur um 10 bis 15%, die Gesamtzahl lag in beiden Fällen zwischen 30000 und 90000 pro Zelle. Eine weitere Steigerung des IgE führte nicht zu einer verstärkten Bindung, so daß diese Zahlen der Gesamtzahl der IgE-Rezeptoren entsprechen können. Aus diesen Ergebnissen ist auch abzuleiten, daß die Rezeptoren der Basophilen in vivo nicht abgesättigt sind. Daraus ist zu schließen, daß die Bindung reversibel sein muß, denn im Serum ist IgE immer vorhanden. Diese Reversibilität konnte durch Verdrängungsversuche bestätigt werden. Auch durch Senkung des pH-Wertes ließ sich IgE von Basophilen absprengen.

Ishizaka nimmt ein Gleichgewicht zwischen Serum-IgE und gebundenem IgE an:

$$K = \frac{(\text{besetzte Rezeptoren})}{(\text{Serum-IgE}) \,(\text{freier Rezeptor})} = \frac{r}{(\text{IgE}) \,(1 - r)},$$

wobei r die Zahl der besetzten Rezeptoren und (IgE) die IgE-Serum-Konzentration bedeuten. Bei Kenntnis der Serum-IgE-Konzentration und des Anteils besetzter Rezeptoren ist die Assoziationskonstante für die IgE-Rezeptor-Wechselwirkung zu berechnen. Sie lag bei 13 untersuchten Probanden zwischen 10^8 und 10^{10} l/Mol. Diese Werte stimmen gut mit den bei Ratten-Basophilen gefundenen überein. Diese hohe Affinität des IgE für seine Rezeptoren erklärt wahrscheinlich, warum IgE so lange im Gewebe persistiert.

Mastzellen und Basophile haben auch Fc-Rezeptoren für IgG. So ist einerseits die Histaminabgabe nach Einwirkung von Antigen-Antikörper-Komplexen zu erklären. Andererseits führt Zugabe von Anti-γ-Kettenserum zu Mastzellen ebenfalls zur Histaminfreisetzung. Die hierfür erforderlichen Anti-IgG-Serumkonzentrationen liegen 100 bis 1000fach über gleich wirksamen Anti-IgE-Mengen. Pro Mastzelle wurden ca. 200 IgG-Rezeptoren bestimmt.

Bei kultivierten Zellen wiesen schnell wachsende eine geringe IgE-Fc-Rezeptordichte auf, langsam wachsende eine hohe. Während der Mitose sank die Rezeptorzahl. Bei Erreichen einer kritischen Rezeptordichte war keine weitere Zunahme festzustellen.

IgE-Rezeptoren von Mastzellen und kultivierten basophilen Leukose-Zellen der Ratte konnten isoliert werden. Nach Absättigung der Zellen mit IgE und Solubilisierung mit Nonidet P-40 ließ sich durch Zugabe von Anti-IgE der Rezeptor-IgE-Anti-IgE-Komplex ausfällen und durch Zugabe von Natriumdodezylsulfat oder pH-Senkung sprengen. Mit der SDS-Gelelektrophorese wurde für den Rezeptor ein Molekulargewicht von 62000 bestimmt. Eventuell liegt der Rezeptor als Komplex aus mehreren Monomeren vor. Das Molekül kann jodiert werden und ist gegenüber Trypsin empfindlich. Die Präparationen von neoplastischen Basophilen und Mastzellen entsprachen sich. Nach anderen Untersuchungen ist der IgE-Fc-Rezeptor von basophilen Leukosezellen der Ratte ein Glykoprotein mit einem Molekulargewicht von ca. 45—50000.

In die IgE-Rezeptor-Bindung ist vielleicht Neuraminsäure einbezogen. Neuraminidase-Behandlung von Mastzellen hemmte die IgE-mediierte Histaminfreisetzung, nicht aber die durch 48/80 bewirkte. Waren die Rezeptoren mit IgE besetzt, hatte die Enzymbehandlung keinen Effekt mehr.

Untersuchungen des Rezeptors und seiner Wechselwirkungen mit IgE sind besonders deshalb interessant, weil durch eine Verdrängung des IgE von Mastzellen und Basophilen die Mediatorfreisetzung durch Allergene hemmbar ist (Tab. 8, vgl. auch Abschn. 15.2.).

11.2.   *Mechanismus der Freisetzung*

Um eine Mediatorfreisetzung hervorrufen zu können, muß ein Allergen plurivalent sein, d. h. sich wiederholende Strukturen tragen, gegen die die in der Membran fixierten IgE-Moleküle gerichtet sind. Im Gegensatz zur Induktion einer Immunantwort hat das Trägermolekül hier nur die Rolle, die Determinanten zu verbinden. Für die Auslösung der Mediatorfreigabe ist als erster Schritt die Verbindung mehrerer IgE-Moleküle erforderlich (bridging-Hypothese).

Evidenz für diese Theorie wurde durch die Tatsache erbracht, daß monovalente Strukturen wie Haptene nicht nur anaphylaktische Reaktionen nicht auslösen können, sondern sie sogar hemmen. Auch Anti-IgE in monovalenter Form (Fab) kann keine Histamin-Freigabe induzieren, gleiches gilt für Concanavalin.

Wenn zwei haptene Gruppen in einer optimalen Distanz auf dem Trägermolekül angeordnet sind, sind Substitutionsgrad des Trägers und das Molekulargewicht ohne größere Bedeutung.

Tab. 9 zeigt anhand verschiedener synthetischer Benzyl-Penizilloyl-Derivate, daß zwischen Immunogenität und Fähigkeit zur Auslösung anaphylaktischer Reaktionen keine Übereinstimmung besteht. Weiter demonstriert sie die Rolle der Multivalenz in beiden Schenkeln der Immunreaktion.

Von verschiedenen Autoren wurde licht- und elektronenmikroskopisch eine Mobilität von zellgebundenem IgE unter dem Einfluß von Anti-IgE-Antikörpern nachge-

Tabelle 9
(DE WECK und SCHNEIDER [1969])

Antigen		Immunogenität Induktion von Anti-BPO-Antikörpern	Auslösung anaphylaktischer Reaktionen[1] in vitro		in vivo			
			Präz.	C-Fix.	S-D	PCA	SA	WER
Plurivalent immunogen	BPO – RGG (BPO, BPO, BPO, BPO)	RPO-BGG +++	+++	+++	+++	+++	+++	+++
nicht-immunogen	BPO BPO BPO / BPO BPO BPO	BPO_6-PLL$_{12}$ –	+++	+++	+++	+++	+++	+++
Bivalent nicht-immunogen	BPO——BPO	BPO_2-Hex =	–	–	++	++	++	++
echt monovalent immunogen	——BPO	BPO_1-EAC +++	– inh.	–	–	–	–	–
nicht-immunogen	——BPO	BPO-EACA – inh.	– inh.	–	inh.	inh.	inh.	inh.
Pseudo-monovalent immunogen	++ + / ——BPO / ++	BPO_1-PLL$_{12}$ ++	– inh.	+++	+++	+++	+++	+++

[1] Präz. = Präzipitation, C-Fix. = Komplement-Fixierung, S-D = SCHULTZ-DALE-Test, PCA = passive kutane Anaphylaxie, SA = systematische Anaphylaxie (Meerschweinchen), WER = wheal and erythema reaction, inh. = Inhibition

wiesen, wie sie in Abschn. 5.2. beschrieben wurde. Diese
Umverteilung ist temperaturabhängig und durch Fab-
Teile nicht auszulösen. Die Umverteilung des IgE weist
aber eine ganz andere Dosis-Wirkungsbeziehung als
die durch Anti-IgE ebenfalls zu erzielende Histaminfreisetzung auf. Die Histaminabgabe ist in sehr kleinen
Anti-IgE-Konzentrationen maximal, bei denen noch
keine Umverteilung sichtbar ist. Bei Konzentrationen,
die eine maximale Umverteilung hervorrufen, ist die
Histaminfreisetzung gehemmt, vielleicht durch zu starke
Vernetzung. Die Degranulierung von Basophilen wird
wahrscheinlich schon bei geringen Rezeptorbewegungen
über kurze Strecken ausgelöst. Beide Vorgänge (Mediator-
freigabe und Rezeptorumverteilung) erfordern divalentes
Anti-IgE und beide werden durch Quervernetzung des
zellgebundenen IgE ausgelöst.

Mit dem IgE wandern auch die IgE-Fc-Rezeptoren.
Überraschenderweise zeigten aber auch freie Rezeptoren
eine Mobilität und waren in die Kappenbildung einbezogen. Das deutete auf eine Assoziation von Rezeptor-
molekülen in der Membran oder eine Multivalenz der
Rezeptoren hin. Eine eventuelle Multivalenz der IgE-
Fc-Rezeptoren auf Rattenmastzellen ist aber experimentell ausgeschlossen. Für eine Assoziation der monovalenten Rezeptoren spricht auch, daß etwa 20 bis 50% der
Rezeptoren sich als immobil erwiesen haben und Zytochalasin B die laterale Beweglichkeit der Komplexe
reduzierte.

Auch bei der über IgG-Fc-Rezeptoren etwa durch
Antigen-Antikörper-Komplexe bedingten Histaminfreisetzung spielt eine Quervernetzung der Rezeptoren
die gleiche Rolle. MONGAR und WINNE bestimmten die
Histaminfreisetzung aus Meerschweinchenlungen nach
passiver Sensibilisierung mit Anti-Rinder-Gammaglobulin
und folgender Zugabe des Antigens. Bei einer monovalenten Bindung des Antigens wären S-förmige Dosis-
Wirkungskurven gefunden worden. Bindung an zwei
oder mehr Rezeptoren führen den Berechnungen zufolge

zu glockenförmigen Kurven, wie sie auch experimentell bestätigt wurden. Durch Zugabe von normalem (nicht antigenspezifischem) Gammaglobulin ließ sich diese passive Sensibilisierung kompetitiv hemmen (Hinweis für Bindung über den Fc-Rezeptor).

Eine Auslösung anaphylaktischer Reaktionen durch univalente Haptene konnte nicht ausreichend bewiesen werden. Sie ließe sich zwar mit dem fluid mosaic model der Zellmembran, nicht aber mit der bridging-Theorie vereinbaren.

Tabelle 10

(nach DE WECK [1974b]): Argumente für die „bridging-theory" der Anaphylaxie

1. Die optimale effektive Zahl der Antigen-Determinanten ist $4-6$, die Größe des Antigens ist in weiten Variationsgrenzen indifferent
2. Bivalente Antigene können die Anaphylaxie auslösen
3. Monovalente Antigene sind üblicherweise Inhibitoren
4. Optimale Distanz zwischen den antigenen Determinanten ($10-12$ Å)
5. Eine Hemmung im Antigen-Überschuß ist leichter mit bivalenten als mit plurivalenten Antigenen zu erreichen
6. Monovalentes Fab von Anti-IgE löst keine Anaphylaxie aus, wohl aber $F(ab)_2$ von Anti-IgE

Gegen eine Rolle intramolekularer Veränderungen im IgE nach Antigen-Bindung sprechen die in Abschn. 7.2. aufgeführten Argumente. Derartige Veränderungen, die für IgE nie nachgewiesen wurden, sollen in die Stimulus-Respons-Kopplung einbezogen sein. Tatsächlich sind hier ähnliche Überlegungen am Platz, wie sie in den Abschnitten 5 und 6 geschildert wurden.

Die IgE-mediierte Mediatorabgabe aus Ratten-Mastzellen ist nicht-zytotoxisch und zeigt große Analogien zu anderen Sekretionsphänomenen. Sie ist durch Erwärmen der Zellen auf 45°C und durch Ca^{2+}-Mangel zu hemmen. Mg^{2+} antagonisiert den Ca^{2+}-Effekt. Eine Hemmung bewirken auch SH-Blocker, Anstieg der Ionenstärke des Mediums, Phenol und O_2-Mangel bei Abwesenheit von Glukose. Die erforderliche Energie wird normalerweise aerob gewonnen, anaerobe Glykolyse kann aber bei O_2-Mangel die Mediatorfreisetzung ermöglichen. Nach einer anderen Auffassung soll der Effekt des Sauerstoffes darin bestehen, enzymatisch SH-Gruppen zu oxidieren. Stimulierung von sensibilisierten Mastzellen führte zu einem Anstieg des O_2-Verbrauches.

Der Effekt von p-Nitrophenyl-Äthyl-Phosphat weist auf die bei der Histaminabgabe erforderliche Aktivierung einer Serinesterase hin. Diese Aktivierung liegt zeitlich vor dem Ca^{2+}- und Energie-abhängigen Schritt.

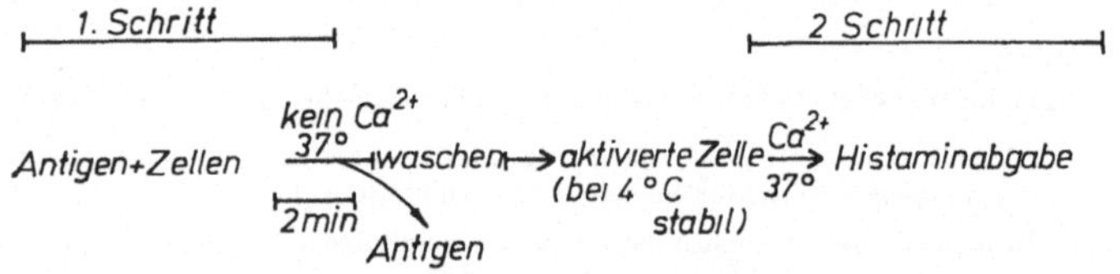

Abb. 16. Trennung der Histaminabgabe in zwei Schritte (LICHTENSTEIN und HENNEY 1972).

Für eine Mediatorabgabe aus menschlichen Basophilen ist Ca^{2+} ebenfalls erforderlich, für eine maximale Freisetzung auch Mg^{2+}. Diisopropylfluorophosphat bewirkt eine irreversible Hemmung, so daß hier auf die Beteiligung einer aktivierbaren Esterase zu schließen ist. Auf die Freigabe aus Basophilen haben Dinitrophenol und Anoxie keinen Einfluß. Hier ist im Gegensatz zu Mastzellen die Atmungskette offenbar nicht einbezogen. Fluorid und Deoxyglukose dagegen hemmen.

Werden sensibilisierte menschliche Leukozyten bei 37°C mit Antigen in Ca^{2+}- und Mg^{2+}-freiem Puffer inkubiert, geben sie kein Histamin ab, sie sind jedoch aktiviert. Nach Auswaschen des freien Antigens in der Kälte und Zusatz von Ca^{2+}- und Mg^{2+}-haltigem Puffer setzen sie bei 37°C das Histamin frei. So läßt sich die Abgabereaktion in zwei Schritte trennen (vgl. Abb. 16). 2-Deoxy-Glukose hemmt nur den zweiten, Ca^{2+}-abhängigen Schritt. Die erste Phase schließt mehr als nur eine Verknüpfung der IgE-Moleküle durch Antigen ein.

Auf diese Phase wirkt z. B. eine Steigerung des cAMP-Spiegels hemmend.

Die Histaminabgabe aus Mastzellen und Basophilen ist demnach stark von Ca^{2+} abhängig. Der Einstrom von Ca^{2+} in die Zellen gehört zu den ersten Ereignissen bei der Abgabereaktion. Die Histaminabgabe ist die Konsequenz des Ca^{2+}-Eintritts. Dieser verläuft über Ca^{2+}-Kanäle in der Zellmembran, die durch die Antigen-Antikörper-Reaktion geöffnet werden. Das intrazelluläre cAMP soll dieser Hypothese zufolge zur Schließung der Ca^{2+}-Kanäle führen und so die Abgabereaktion hemmen. Ca^{2+}-Ionophore führen zum Ca^{2+}-Einstrom und zur Mediatorfreisetzung, wie im Abschn. 10.4. bereits beschrieben ist.

Mikrofilamente und Mikrotubuli sind in die anaphylaktische Mediatorabgabe einbezogen, wie es bei der 48/80-bedingten Reaktion erwähnt wurde.

Der Reaktionsablauf zwischen Antigen-Aktivierung und Mediatorfreigabe bei menschlichen Lungenfragmenten konnte in mehrere Schritte geteilt werden (Abb. 17).

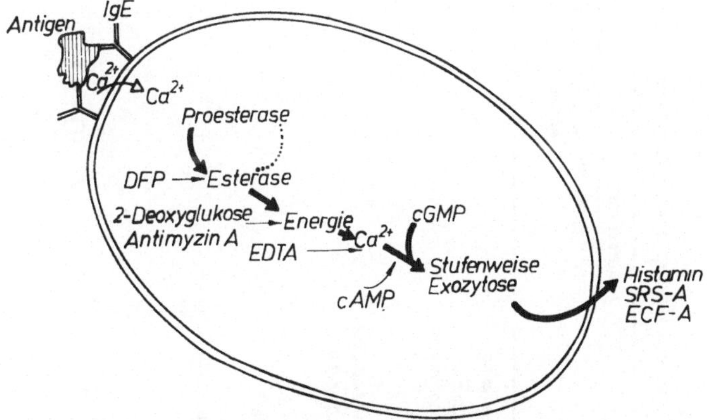

Abb. 17. Schematische Darstellung der antigeninduzierten IgE-abhängigen biochemischen Abläufe bei der Sekretion chemischer Mediatoren aus menschlichem Lungengewebe (AUSTEN 1974).

Tabelle 11
(nach BECKER und HENSON [1973]): Charakteristika immunologisch und nicht-immunologisch induzierter Mediatorabgabe

System	Bedarf für					Energiequelle	Hitzelabilität	Notwendigkeit eines kontraktilen Systems	Desensibilisierung	intrazelluläres cAMP
	Ca^{2+}	Mg^{2+}	SH	aktivierbare Esterase	aktivierte Esterase					
Histaminabgabe										
1. sensibilisierte menschliche Lungenstückchen	+	O	+	+	O	anaerobe Glykolyse oder aerobe Oxidation			+	Anstieg hemmt
2. Ratten-Mastzellen Compound 48/80	O	O	+			aerobe Oxidation oder anaerobe Glykolyse	+	+	O	Anstieg hemmt
3. ATP/Ca^{2+}	+	O				aerobe Oxidation	+		gegenüber 48/80	
4. IgE und Antigen	+		+	+	O	aerobe Oxidation oder anaerobe Glykolyse	+	+	+	Anstieg hemmt
5. menschliche Basophile	+	+	+	O	+	anaerobe Glykolyse	+	+	+	Anstieg hemmt

Das sind die Ca^{2+}-abhängige Aktivierung einer DFP-sensiblen Serinesterase, die autokatalytische Aktivierung der Proesterase durch die aktivierte Esterase, ein durch 2-Deoxy-Glukose hemmbarer energieabhängiger Schritt, ein von intrazellulärem Ca^{2+} abhängiger Schritt und die durch cAMP zu unterdrückende Abgabe der verschiedenen Mediatoren.

In Tab. 11 sind einige Charakteristika der Mediatorabgabe an ausgewählten Modellen aufgeführt. Die Autoren verweisen darauf, daß es zur Zeit noch keine allgemein anerkannte und umfassende Theorie der Mediatorfreisetzung gibt.

Zu den immulogischen Formen der Mediatorabgabe sind auch die durch Antikörper gegen Mastzell-Membrankomponenten und die durch Antigen-Antikörper-Komplexe bedingten zu zählen.

12.   Pharmakologie der Mediatorfreisetzung

Abb. 18 stellt schematisch die pharmakologische Kontrolle der immunologischen Mediatorabgabe aus der menschlichen Lunge dar, soweit sie z. Z. aufgeklärt ist. Prinzipiell scheint dieses Schema auch für andere Modelle, wie z. B. die Mediatorabgabe aus Ratten-Mastzellen, zu gelten, es erscheint allerdings in Bezug auf cGMP revisionsbedürftig (s. u.). Auch bei Leukozyten vom Rind liegen andere Verhältnisse vor. Die Beweisführung ist nicht für alle Schritte vollständig.

Wie bereits angedeutet, spielen zyklische Nukleotide bei der Abgabereaktion eine wichtige regulierende Rolle. Bereits 1936, lange vor der Entdeckung des cAMP, berichtete SCHILD über eine Hemmung der Antigeninduzierten Mediatorabgabe aus Lungen sensibilisierter Meerschweinchen durch Epinephrin. Inzwischen wurde von vielen Autoren anhand verschiedener Modelle beschrieben, daß Substanzen, die den intrazellulären cAMP-Spiegel steigern, die Mediatorabgabe hemmen. So

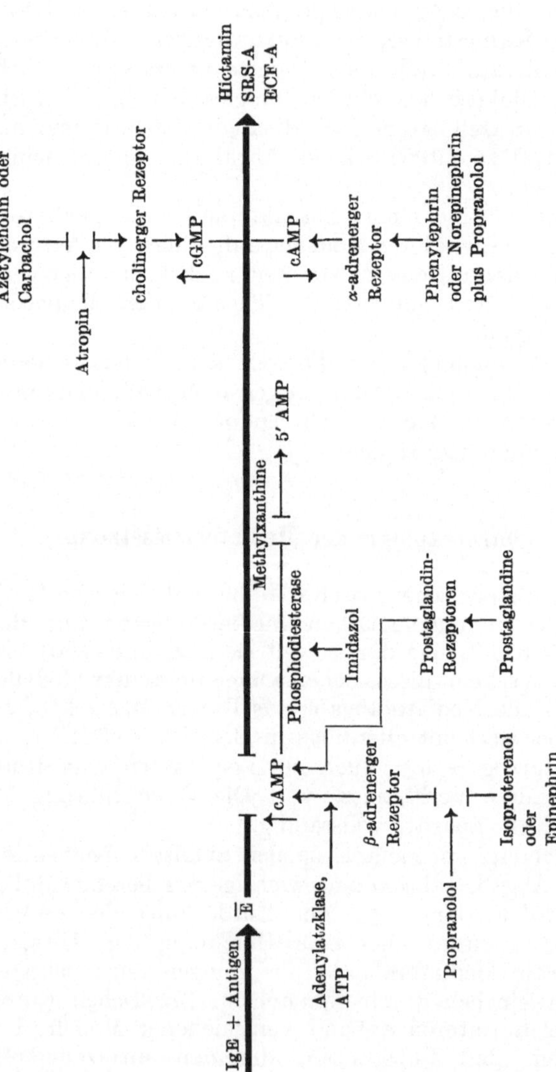

Abb. 18. Schematische Darstellung der pharmakologischen Beeinflussung der immunologischen Mediatorabgabe aus menschlichem Lungengewebe (AUSTEN 1974).

verhalten sich Katecholamine wie typische β-adrenerge Substanzen in Bezug auf ihre inhibitorische Aktivität: Isoproterenol > Epinephrin > Norepinephrin > Phenylephrin. Der β-Rezeptorenblocker Propranolol hemmt diese Hemmung, während ein α-Rezeptorenblocker (Phentolamin) das nicht nur nicht bewirkte, sondern gelegentlich sogar die Antwort steigerte.

Prostaglandine erhöhen die Aktivität der Adenylatzyklase über eigene Rezeptoren. Einige dieser Substanzen sind sehr starke Hemmer der Mediatorabgabe, insbesondere PGE_1 und PGE_2: $E_1 = E_2 > A_1 = A_2 > B_1 > F_{1\alpha} = F_{2\alpha} = 0$. Bis zu Konzentrationen von 10^{-4} M führten Prostaglandine nicht zu einer Mediatorabgabe.

Eine lang anhaltende Steigerung des cAMP-Spiegels bewirkt das Cholera-Toxin.

Es ist möglich, daß eine Substanz gleichzeitig ein Mediator der Entzündung und ein Hemmer der gleichen Antwort sein kann. Der Abgabe-Mechanismus kann einen Rückkopplungsmechanismus enthalten. Dies wurde bei Histamin beobachtet. In den gleichen Konzentrationen, in denen Histamin in Basophilen vorliegt, kann es die Histaminfreigabe hemmen. Geeignete Histaminkonzentrationen (10^{-4}, 10^{-5} M) stimulieren die Adenylatzyklase von Leukozyten. Diese Hemmwirkung des Histamins ist aber nur in den ersten Phasen vorhanden. Während der Histaminfreisetzung hat Histamin keinen Effekt mehr. Wenn dieser Mechanismus auch in vivo vorliegt, dient er dazu, die Ausbreitung der Entzündung zu bremsen.

Wie beschrieben, läßt sich die Abgabereaktion in zwei Schritte teilen. Der erste, antigen-, aber nicht Ca^{2+}-abhängige Schritt führt zur Aktivierung, der zweite, Ca^{2+}-, aber nicht mehr antigenabhängige Schritt zur Abgabe. Alle über eine Beeinflussung des cAMP-Spiegels wirkenden Substanzen greifen primär am ersten Schritt an. Wenn z. B. Isoproterenol in der ersten Phase einwirken kann, kommt es in der zweiten Phase zu einer

Hemmung der Abgabe. Wenn es in der zweiten Phase zugesetzt wird, resultiert keine Hemmung.

Histamin wirkt also in der ersten Phase als Stimulator der Adenylatzyklase. Vielleicht wird diese Funktion des Histamins über H_2-Rezeptoren vermittelt, denn die Fähigkeit des Histamins, die Histaminabgabe zu hemmen, wird durch konventionelle Antihistaminika nicht unterdrückt. In Versuchen von LICHTENSTEIN waren Vertreter verschiedener Antihistaminika-Klassen bei Konzentrationen bis zu 10^{-4} M in Bezug auf die cAMP-Beeinflussung ohne Effekt. In höheren Konzentrationen bewirken sie selbst eine Histaminabgabe.

Mit gleicher Wahrscheinlichkeit wie für die Histaminfreisetzung ist das cAMP-System in die Freisetzung von SRS-A einbezogen.

Auch Dibutyryl-cAMP hemmt die Mediatorabgabe.

Andererseits bedingt eine Senkung des cAMP-Gehaltes über α-adrenerge Stimulierung eine Steigerung der Abgabereaktion.

Tab. 12 soll demonstrieren, daß die geschilderten Beziehungen zum cAMP-System sich nicht allein auf Mastzellen beschränken, sondern von größerer biologischer Bedeutung sind.

Eine Steigerung der Mediatorabgabe läßt sich auch durch cholinerge Substanzen erzielen und durch Atropin hemmen, so daß ein muskarinartiger Rezeptor einbezogen ist. Diese Substanzen steigern den cGMP-Spiegel und senken bei Ratten-Mastzellen den cAMP-Gehalt. Diese Befunde werden jedoch in Zweifel gezogen (s. u.).

Die geschilderten, überwiegend indirekt gewonnenen Zusammenhänge konnten z. T. durch direkte cAMP-Bestimmung in isolierten Ratten-Mastzellen bestätigt werden (SULLIVAN et al. [1975a, b]). Nichtstimulierte Mastzellen wiesen einen sehr hohen cAMP-Gehalt auf (16 PikoM/ 1 Million Zellen). Dieser Spiegel war durch wiederholtes Umschwenken der Polypropylen-Röhrchen oder Kontakt mit Glas zweifach zu steigern. Auch Ca^{2+}-Mangel erhöhte das cAMP. Bei Ca^{2+}-Anstieg von 1 µM bis 1 mMol nahm

Tabelle 12

(aus BOURNE et al. [1974]): Hormonale Kontrolle von Effektor-Zellfunktionen. Das Zeichen (+) zeigt, daß ein pharmakologisches Agens die Leukozytenfunktion hemmt oder einen intrazellulären Anstieg von cAMP bewirkt. (−) zeigt, daß das Agens keine Hemmung verursacht

Spezies	Reaktion	Hemmeffekte von				
		Hist-amin	β-Katechol-amine	PG[1])	Cholera-toxin	Korre-lation mit cAMP
Anaphylaxie						
menschlicher Basophiler	Histaminabgabe	+	+	+	+	+
Lunge von Mensch und Affe (Mastzelle)	Histamin-, SRS-A-Abgabe	?	+	+	?	+
Akute Entzündung						
Neutrophiler, Mensch	Abgabe lysoso-maler Hydrolasen	+	+	+	−	?
Zell-mediierte Immunität						
T-Lymphozyt von Maus und Ratte	Immun-Zytolyse	+	+	+	+	+
Mensch	Interferon-produktion	?	+	+	+	+
Humorale Immunität						
B-Lymphozyt/ Plasmazelle (Maus)	Plaque-Bildung	+	+	+	+	+

[1]) PG = Prostaglandine

das cAMP linear ab. Daraus wurde der Schluß gezogen, daß Ca^{2+} die Mastzell-Adenylatzyklase hemmt und die Phosphodiesterase geringgradig stimuliert. Theophyllin als Phosphodiesterase-Hemmer bewirkte eine dosisabhängige cAMP-Zunahme, in schwächerem Maße auch Epinephrin. Theophyllin- und Epinephrin-Wirkungen addierten bzw. potenzierten sich. Die durch Epineprhin bedingte Steigerung war durch Propranolol (100 µg) zu hemmen. PGE_1 und Histamin in Gegenwart von Theophyllin führten ebenfalls zu cAMP-Anstiegen, während Carbamylcholin den cAMP-Spiegel senkte. Diese Reaktion war durch Atropin hemmbar. Cholinerge und β-adrenerge Substanzen haben demnach an isolierten Mastzellen der Ratte entgegengesetzte Wirkungen.

Histamin hatte bei diesen Versuchen keinen Einfluß auf den cAMP-Spiegel, in Gegenwart von 20 mM Theophyllin war jedoch ein signifikanter Anstieg des cAMP festzustellen. Histamin allein hemmt aber die Mediatorabgabe. Dieser Effekt ist schlecht über eine cAMP-Steigerung zu erklären.

Neben dieser direkten Bestimmung des cAMP-Gehaltes der isolierten Mastzellen wurde auch die Beziehung zwischen dem intrazellulären cAMP-Spiegel und der Histaminabgabe untersucht. Einwirkung von Compound 48/80 bedingte einen schnellen und progressiven Abfall des intrazellulären cAMP, der 10 sec nach der Zugabe des 48/80 begann und nach 10 min den Tiefstpunkt erreichte. Nach 30 min war der Kontrollspiegel wieder erreicht. Dieser cAMP-Abfall war dosisabhängig. Im gleichen Konzentrationsbereich kam es zu einem Anstieg der Histaminabgabe. Der Abfall des cAMP war nicht über eine Abgabe in das Medium infolge einer gesteigerten Membranpermeabilität zu erklären. Es bestand weiter eine generelle Korrelation zwischen der Fähigkeit verschiedener Pharmaka, den hohen intrazellulären cAMP-Gehalt in Gegenwart von 48/80 zu erhalten und der Hemmung der Histaminabgabe (Tab. 13). So verhinderte Theophyllin (20 mM), das den cAMP-Spiegel zwei- bis dreifach steigert, den durch 48/80 (1 µg/ml) bewirkten cAMP-Abfall und unterdrückte die Histaminabgabe vollständig. Ähnlich verhielt sich PGE$_1$. Epinephrin steigerte den cAMP-Gehalt, verhinderte aber nicht die durch 48/80 bewirkte Senkung und die Histaminabgabe. Carbamylcholin senkte das cAMP und potenzierte die 48/80-induzierte Mediatorfreisetzung.

Der durch 48/80 bewirkte cAMP-Abfall ist wahrscheinlich über einen beschleunigten Abbau zu erklären.

Tabelle 13

(SULLIVAN et al. [1975]): Wirkung optimaler Konzentrationen von Substanzen, die den cAMP-Gehalt beeinflussen, auf die 48/80-induzierte Histamingabe[1]

Substanz	Konzentration	% der 48/80-Histamin-abgabe der Kontrollen	P	(n)
Theophyllin	20 mM	11 ± 2	0,001	6
Dibutyryl cAMP	1 mM	55 ± 7	0,001	4
PGE$_1$	27 µ M	58 ± 5	0,001	5
Isoproterenol	1 mM	107 ± 8	n.s.[2]	6
Epinephrin	1 mM	114 ± 5	n.s.	6
Diazoxid	10 µM	120 ± 6	0,025	4
Adenin	1 µM	135 ± 9	0,003	4
Carbamylcholin	1 nM	135 ± 10	0,001	5

[1]: Nach 15 min Präinkubation von $1,5 \times 10^5$ Mastzellen bei 37° mit den genannten Substanzen, 48/80 wurde bei einer Endkonzentration von 1 µg/ml im Medium zugegeben bzw. Medium allein. Danach wurde die Inkubation für weitere 15 min fortgesetzt. Die Daten bedeuten Mittelwert $\pm$ Standardabweichung

[2]: n.s., nicht signifikant

Da Substanzen, die diesen cAMP-Abfall hemmen, auch die Histaminabgabe reduzieren, ist cAMP ganz offenbar ein wichtiger Teil des Kontrollmechanismus für die Histaminsekretion. Durch diese Untersuchungen an isolierten Mastzellen wurden die geschilderten Zusammenhänge direkt unterstützt.

Im Gegensatz zu dem Konzept von AUSTEN (Abb. 18) sind COULSON et al. (1977) der Meinung, daß eine hochsignifikante Korrelation zwischen der Hemmung anaphylaktischer Reaktionen und dem Quotienten der Inhibitionskonstanten der Phosphodiesterasen von cAMP und cGMP besteht, wenn sie eine Vielzahl von Phosphodiesterasehemmern prüften. Substanzen mit höherer antianaphylaktischer Wirkung hemmten die Hydrolyse von cGMP stärker als die von cAMP. Dementsprechend sollte die Histaminabgabe effektiver durch Steigerung des cGMP-Spiegels gehemmt werden als durch cAMP-Steigerungen. Da diese Autoren die Spiegel beider Nukleotide in der menschlichen Lunge simultan bestimmt

8*

haben, und nicht nur von einer indirekten Evidenz ausgingen, können uns diese Befunde zu einem Umdenken
veranlassen.

Die bisherigen Vorstellungen werden aber auch aus
anderen Gründen den offenbar komplexeren Mechanismen
nicht mehr gerecht. So steigerten zwei verschiedene
Phosphodiesterasehemmer (Isobutylmethylxanthin und
Theophyllin) den cAMP-Gehalt isolierter Rattenmastzellen etwa dreifach. Theophyllin reduzierte die allergische
Histaminabgabe um 95%, während Isobutylmethylxanthin einen 60%igen Anstieg der Histaminfreisetzung
bewirkte. Zur Erklärung wird auf spezifische cAMP-
Kompartimente verwiesen.

13.   Mediatoren

13.1.   Definition

Unter Mediatoren der humoralen Immunität werden
chemisch sehr heterogene Substanzen verstanden, deren
Abgabe oder Bildung direkt oder indirekt durch eine
immunologische Reaktion bewirkt wird und die für eine
oder mehrere Folgereaktionen verantwortlich sind. Nach
BECKER (1971) sind Mediatoren in zwei Klassen zu
teilen, solche mit einem niedrigen Molekulargewicht wie
Histamin, 5-Hydroxytryptamin, ECF-A, SRS-A, Prostaglandine, PAF und Kinine, während zu den Mediatoren
mit hohem Molekulargewicht lysosomale Enzyme, kationische Proteine polymorphkerniger Leukozyten, Heparin, C3a, C5a und $\overline{C567}$ gehören. Mediatoren stammen
danach entweder aus Zellen wie Mastzellen, Basophilen,
Thrombozyten, Neutrophilen, Monozyten, Makrophagen
oder aus humoralen Enzymsystemen (Kinine, Komplementsystem) (Tab. 14).

Mediatoren sind Wirkstoffe, deren Auftreten für die
Symptomatik von Allergien und von bestimmten
Schockzuständen verantwortlich gemacht wird. Die

physiologische Bedeutung verschiedener Mediatoren ist z. Z. nicht ausreichend bekannt.

Nach GIERTZ (1975) kommt ein Stoff dann als Mediator für ein Symptom infrage, wenn dieses Symptom durch den Mediator ausgelöst werden kann, wenn die Freisetzung bzw. Neubildung wirksamer Mengen dieses Mediators während der Erkrankung nachweisbar ist und ein Antagonist des Mediators das Symptom abschwächt oder aufhebt. Bei verschiedenen Substanzen ist ihre Rolle als Mediator unklar bzw. ihre Bedeutung umstritten (z. B. Azetylcholin, rabbit aorta contracting substance u. a.).

Tabelle 14
(BECKER [1971]): Effektor-Enzym-Systeme

I. humorale:	A Komplement B Permeabilitäts-Globulin (Kinin-bildendes System) C Gerinnungssystem
II. zelluläre:	Antigen-Antikörper-aktivierte Esterase von Mastzellen
III. zellulär-humorale:	A Komplement-abhängige Abgabe von Histamin aus Ratten-Mastzellen durch Kaninchen-Anti-Ratten-γ-Globulin B Chemotaxis von Neutrophilen durch komplement-abhängige chemotaktische Faktoren

Die genannten Mediatoren werden zumeist gemeinsam abgegeben und treten in Kombination auf. Der Beitrag eines einzelnen Mediators zu einem bestimmten Krankheitsbild ist deshalb nur schwer zu beurteilen, weil durch die Wirkung der anderen Mediatoren das Symptom oft bestehen bleibt, wenn ein Mediator auch ausgeschaltet ist. Weiterhin können zusammen mit den Mediatoren auch antagonistisch wirksame Substanzen freigesetzt werden.

Am Ort der Freigabe oder Bildung liegen Mediatoren oft in besonders hoher Konzentration vor und sind deshalb nur schwer hemmbar. Über den Blutweg können sie z. T. auf entfernte Zielorte wirken.

Das quantitative Verhältnis der Mediatoren zueinander ist von vielen Imponderabilien abhängig. Nicht zuletzt bestehen große Speziesunterschiede.

13.2.   *Histamin*

Histamin ist der wichtigste Mediator im Bereich der humoralen Immunität. Die Freisetzung von Histamin bei Allergien vom Frühtyp ist seit langem gesichert. Histamin ist für die Auslösung vieler Symptome der akuten Allergie, insbesondere von anaphylaktischen Erkrankungen, verantwortlich. So kann i.v. appliziertes Histamin die Symptome des anaphylaktischen Schocks hervorrufen. Histamin bewirkt die Bildung von Ödemen, Urtikaria, Pruritus, Senkung des Blutdrucks, Schmerz und Hautjucken und ist damit für die Ausbildung von Entzündungen mitverantwortlich. Da neben Histamin aber immer auch andere Mediatoren freigesetzt werden, ist die Abgrenzung der Wirkung einzelner Mediatoren oft nicht leicht. Weiter bewirkt Histamin die Ausschüttung von Katecholaminen aus dem Nebennierenmark, die die meisten Histamin-Effekte antagonisieren.

Histamin entsteht durch Dekarboxylierung von Histidin unter Einwirkung von Histidindekarboxylase. Diese wurde in Mastzellen und Basophilen nachgewiesen. Histamin liegt in den metachromatischen Granula dieser Zellen gespeichert vor. Der Histamingehalt der einzelnen Gewebe geht mit der Zahl der Mastzellen annähernd parallel. Neben den genannten Zellen enthalten auch Thrombozyten geringe Histaminmengen. Schließlich, wurde Histamin auch in einzelnen Stammhirnregionen besonders im Hypothalamus, auch außerhalb von Mastzellen gefunden.

Der Abbau erfolgt über die Diaminoxidase, Monaminoxidase und Histaminmethyltransferase. Hemmstoffe der Histidinkarboxylase sollen die Bildung von Histamin reduzieren. Bei Tierversuchen wurde durch Tritoqualin-Derivate der Histamingehalt verschiedener Gewebe gesenkt, und auch beim Menschen sind vergleichbare Befunde beschrieben.

Die Histaminrezeptoren auf den Zielzellen lassen sich in H_1- und H_2-Rezeptoren einteilen. Für beide Rezeptorarten gibt es Agonisten (Histaminderivate) und Antagonisten. Stimulierung über H_1-Rezeptoren führt zu einem Anstieg des intrazellulären cGMP, Stimulierung über H_2-Rezeptoren zu einer cAMP-Steigerung. Diese Einteilung ist allerdings offenbar etwas simplifiziert.

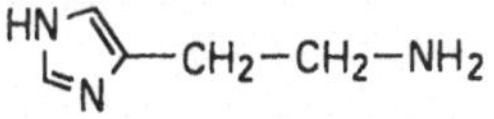

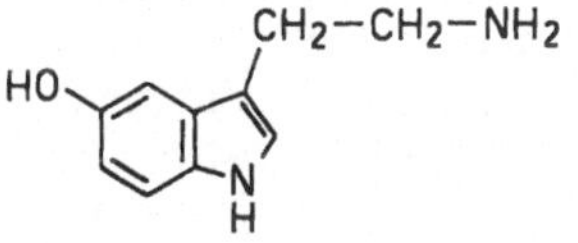

Abb. 19.

H_2-Rezeptor-Antagonisten reduzieren die Aktivität der Adenylatzyklase. Die H_2-Rezeptoren sind im Organismus weit verbreitet und für eine Reihe von Histaminwirkungen verantwortlich, die mit konventionellen (H_1)-Histaminantagonisten nicht zu unterdrücken sind.

Histamin hat folgende Organwirkungen: Der Blutdruck wird beim Menschen bei parenteraler Applikation gesenkt. Arteriolen, Kapillaren und kleine Venen werden er-

Tabelle 15
(aus LICHTENSTEIN [1975])

	H_1-Rezeptoren	H_2-Rezeptoren
Agonist:	Histamin	Histamin
Antagonist:	Chlorpheniramin, Pyrilamin usw.	Buriamid, Metiamid
Wirkungen:	proinflammatorisch:	antiinflammatorisch:
	↑ Kontraktion gl. Muskulatur	↓ Histamin-Abgabe
	↑ Kapillarpermeabilität	↓ lymphozytäre Zytotoxizität
	↑ Vasodilatation	↓ Abgabe lysosomaler Enzyme
Mechanismus:	↑ cGMP	↑ cAMP

weitert. Die Zuordnung dieser Effekte zu H_1- und H_2-Rezeptoren ist problematisch. Es bestehen große Speziesunterschiede. Die positiv chronotrope Histaminwirkung am Herzmuskel wird durch H_2-Rezeptoren vermittelt. Histamin führt zu Permeabilitätssteigerungen im Kapillarbett. Ursächlich ist eine Vergrößerung der Spalte zwischen den Endothelzellen, die sich kontrahieren.

Bei intrakutaner Histamin-Applikation kommt es zu einer punktförmigen, unmittelbar einsetzenden Rötung, zu einem nach ca. 30—45 sec auftretenden flüchtigen Erythem und schließlich zu einer Quaddelbildung.

Die Wirkungen an der glatten Muskulatur werden über H_1-Rezeptoren vermittelt. Sie wird kontrahiert, vor allem im Bereich der Bronchiolen. Auch die Darmtätigkeit wird aktiviert. Histamin löst diese Kontraktion über eine Ca^{2+}-Mobilisierung aus. Entweder wird intrazelluläres Ca^{2+} freigesetzt, oder extrazelluläres Ca^{2+} strömt in die Zellen.

Histamin steigert die Sekretion von Drüsen, insbesondere die Salzsäureproduktion des Magens (H_2-Wirkung).

Die Histaminabgabe aus Mastzellen und Basophilen führt zu sehr hohen lokalen Konzentrationen des Mediators. Histamin stimuliert in geeigneten Konzentrationen (10^{-5}, 10^{-4} M) die Adenylatzyklase von Basophilen und hemmt damit die Mediatorabgabe (Rückkopplungsmechanismus). Diese Hemmwirkung ist aber nur auf die erste Phase der Freisetzungsreaktion beschränkt. Wenn die Mediatorabgabe eingesetzt hat, ist Zugabe von Histamin ohne Effekt. Diese Rückkopplung dient dazu, die Ausbreitung der Entzündung zu bremsen. Da H_1-Rezeptor-Antagonisten diese Hemmung der Histaminabgabe durch Histamin nicht unterdrückten, wurde auf die Einbeziehung von H_2-Rezeptoren geschlossen.

Eine weitere Regelungsmöglichkeit hat Histamin im afferenten Teil der Immunantwort. Ca. 30—50% der Blut-Lymphozyten tragen Rezeptoren für Histamin (wahrscheinlich H_2-Rezeptoren). Im Tiermodell hob Histamin die Antigen-induzierte Toleranz auf. Die Entfernung H-Rezeptor-tragender Lymphozyten restaurierte die Immunantwort immuntoleranter Tiere. Histamin hob proliferative, zytotoxische und sekretorische Reaktionen Histamin-bindender T-Zellen auf und hemmte die MIF-Produktion.

Schließlich wirkt Histamin in Konzentrationen zwischen 3×10^{-7} und $1{,}25 \times 10^{-6}$ M auf Eosinophile chemotaktisch, während höhere Konzentrationen deren Wanderung hemmen. Diese Hemmung war durch H_2-Rezeptor-Antagonisten aufzuheben, während Antihistaminika beider Klassen die chemotaktische Wirkung nicht beeinflußten. Diese war von der Anwesenheit eines Konzentrationsgradienten abhängig. Präinkubation der Eosinophilen inaktivierte die Zellen gegenüber einer weiteren Stimulierung durch Histamin und C5a.

Diese Regelungsmöglichkeiten ordnen sich sinnvoll in die lokale Abwehrfunktion des Histamins ein.

Insbesondere beim Asthma wird neben einer direkten Wirkung der freigesetzten Mediatoren auf die Zielzellen die Auslösung eines Reflexes durch Histamin diskutiert. Beziehungen zwischen Histamin und dem Parasympathikus wurden bereits in Abb. 18 angedeutet. Azetylcholin begünstigt die Freigabe von Histamin. Freigesetztes Histamin kann über Irritierung oberflächlicher Nervenendigungen in den Luftwegen eine reflektorische Bronchokonstriktion bewirken. Dieser vagale Reflex führt zur Azetylcholin-Abgabe und zu weiterer Histaminfreisetzung, so daß ein positiver Rückkopplungsmechanismus entsteht.

13.3. 5-Hydroxytryptamin (5-HT)

5-HT (Serotonin) entsteht unter der Einwirkung einer Decarboxylase aus 5-Hydroxytryptophan. 5-HT ist zum größten Teil in den enterochromaffinen Zellen des Gastrointestinaltraktes lokalisiert, und zwar in ATP-

reichen Granula. Das in den Thrombozyten gespeicherte
5-HT wird ebenfalls im Magen-Darm-Trakt gebildet.
Durch einen aktiven Transport wird es aus dem Blut-
plasma aufgenommen (vgl. Abschn. 3.4.). Schließlich läßt
sich 5-HT auch im Gehirn (Hypothalamus) finden. Bei
Nagetieren kommt 5-HT auch in den Mastzellen vor. Bei
anderen Arten fehlt es in diesen Zellen (fast) völlig und
kann deshalb hier nicht als Mediator gelten. Der Abbau
des 5-HT erfolgt über oxidative Dekarboxylierung
(Monaminoxidase).

5-HT wirkt vor allem auf den Kreislauf und die
glatte Muskulatur. Zu den Wirkungen gehören: Vaso-
konstriktion und Widerstandserhöhung vor allem im
kleinen Kreislauf, Senkung des Herzminutenvolumens,
Dilatation von Blutgefäßen der Skelettmuskulatur,
Histaminfreisetzung, Katecholaminausschüttung, Steigerung der Gefäßpermeabilität (bei Ratte und Maus),
Kontraktion der glatten Muskulatur mit Beeinflussung
der Darmtätigkeit und Bronchokonstriktion, Schmerzauslösung.

Die 5-HT-Wirkungen werden über Rezeptoren vermittelt, die in D- und M-Rezeptoren eingeteilt werden
können. M-Rezeptoren wurden z. B. an Neuronen lokalisiert, D-Rezeptoren direkt an der glatten Muskelzelle.
Die Rezeptoren liegen in der Plasmamembran der rezep-
tortragenden Zellen. 5-HT bindet sich an Ganglioside,
wobei diese Bindung nach enzymatischer Abspaltung von
N-Azetyl-Neuraminsäure aufgehoben ist. Die Bindung
ist durch 5-HT-Antagonisten wie LSD oder Reserpin
hemmbar. Nach anderer Auffassung soll der Rezeptor ein
Glykoprotein sein. Die Bindung des Liganden an den
Rezeptor stimuliert den Durchtritt von Ca^{2+} durch die
Membran.

Als Mediator des anaphylaktischen Schocks spielt
5-HT bei Maus, Ratte und Kaninchen eine Rolle, beim
Menschen ist es in diesem Zusammenhang ohne Bedeutung. Bei Kaninchen wird die Symptomatologie der
Anaphylaxie z. T. durch die Freisetzung von 5-HT aus

Thrombozyten erklärt, die im Kapillarsystem der Lunge angesammelt werden. Bei Antigen-Antikörper-Reaktionen geben die Kaninchen-Thrombozyten 5-HT ab. Bei Maus und Ratte kommt das bei anaphylaktischen Reaktionen freigegebene 5-HT aus Mastzellen. Schließlich ist 5-HT in die Entstehung des Dextran- und Ovomukoid-Ödems der Ratte einbezogen. 5-HT-Antagonisten spielen dementsprechend bei der Therapie der Allergien beim Menschen keine Rolle.

13.4. *Slow reacting substance of anaphylaxis (SRS-A)*

Der Name dieser 1938 von FELDBERG und KELLAWAY entdeckten Substanz soll ausdrücken, daß die durch SRS-A bewirkte Kontraktion der glatten Muskulatur langsamer als die durch Histamin oder Azetylcholin bedingten Kontraktionen einsetzt und länger anhält. Die biologische Bedeutung dieser Substanz als Mediator ist seit einigen Jahren akzeptiert, ihre physiologische Rolle unbekannt.

SRS-A wurde zuerst von VOGT, später von der Gruppe um AUSTEN isoliert und teilweise charakterisiert. Die Struktur ist jedoch nicht aufgeklärt. Die Substanz ist nicht identisch mit Prostaglandinen, Kininen, Neuraminsäurederivaten oder Phosphatiden. SRS-A besteht aus einer Gruppe saurer Moleküle mit geringem Molekulargewicht (ca. 400), die glatte Muskulatur in Nanogramm-Konzentrationen kontrahieren. Die biologische Aktivität der SRS-A kann durch Adsorption an Proteine maskiert sein. SRS-A ist in Äther löslich. Die aktiven SRS-A-Präparationen enthielten verschiedene Phosphatidylcholine. SRS-A ist aber kein Phosphatid, wie u. a. ihre Resistenz gegenüber alkalischer Hydrolyse zeigt. Sie ist auch gegenüber Phospholipase A, B, C und D, Proteasen, 15-Hydroxyprostaglandin-Dehydrogenase, β-Glukoronidase und Neuraminidase resistent und scheint Sulfatestergruppen zu enthalten. Arylsulfatasen zerstören ihre Aktivität. Verschiedene Arylsulfatasen konnten z. B. aus menschlichen Lungen extrahiert werden. Derartige Enzyme sollen das Ausmaß der pharmakologischen Effekte der SRS-A regulieren.

Viele Autoren sind der Meinung, daß SRS-A im Gegensatz zu Histamin und ECF-A im Gewebe nicht präformiert vorliegt, sondern durch immunologische Reize, Ca^{2+}-Ionophore oder 48/80 ihre Bildung erst induziert würde. SRS-A wurde aber in bei Operationen frisch gewonnenen menschlichen Lungen präformiert gefunden. Zwischen den präformierten und der anaphylaktisch freigesetzten SRS-A bestanden keine qualitativen Unterschiede. Deshalb muß die bisherige Vorstellung von der ausschließlichen Neubildung der SRS-A nach Reizung der Mediator-Zellen vielleicht revidiert werden. Allerdings war aus Lungenstückchen, die passiv mit IgE sensibilisiert und durch das homologe Antigen zur Mediatorabgabe gebracht worden waren, mehr als das Doppelte der SRS-A-Mengen normaler Lungenstückchen zu extrahieren. Der anaphylaktische Reiz könnte demnach zu einer verstärkten Produktion führen. Vielleicht ist auch die „präformierte" SRS-A als Folge unterschwelliger Antigeneinwirkung gebildet worden. Es wurde vorgeschlagen, die präformierte Substanz als SRS, die aktive als $\overline{\text{SRS}}$ zu bezeichnen. Das Auffinden einer präformierten SRS ermöglicht die Erklärung einer eventuellen SRS-A-Beteiligung auch bei nicht-IgE-mediierten Asthmaformen und anderen akuten oder chronischen unspezifischen Entzündungsreaktionen.

Die Freisetzung der SRS-A erfolgt unter ähnlichen Bedingungen wie die Histaminfreisetzung. Bei Ratten konnten allerdings Histamin- und SRS-A-Abgabe experimentell getrennt werden. Die Möglichkeit, daß ein großer Teil der SRS-A aus anderen Zellen als aus Mastzellen und Basophilen stammt, ist wahrscheinlich. Die SRS-A-Freisetzung ist tierexperimentell durch Diäthylkarbazin zu hemmen.

Die biologische Testung erfolgt üblicherweise am

isolierten Meerschweinchen-Ileum in Gegenwart von Antihistaminika (bis zu 10^{-6} M) und Atropin (10^{-7} M). Im Gegensatz zu Histamin, den Prostaglandinen und Bradykinin ist SRS-A nur bei einer sehr limitierten Zahl von glattmuskulären Geweben aktiv. Neben dem Meerschweinchen-Ileum (Kontraktion in Konzentrationen von 10^{-10} g/ml), sind eigentlich nur das Jejunum der Ratte und des Kaninchens und besonders Bronchiolen zu kontrahieren (Tab. 16). Speziesunterschiede werden auch durch folgendes Beispiel demonstriert: Zur Kontraktion von Meerschweinchen-Bronchiolen sind zehnfach höhere Konzentrationen als bei menschlichen Bronchiolen erforderlich. SRS-A bewirkt prolongierte Kontraktionen und zeigt offenbar keine Tachyphylaxie. Die auffallende Eigenschaft, mit Lipiden Komplexe zu bilden und sich an Proteine zu adsorbieren, legt die Vermutung nahe, daß SRS-A leicht an Plasmamembranen angelagert wird, daß diese Bindung relativ fest ist und so die langanhaltenden biologischen Effekte ausgelöst werden. In vitro dauert die Wirkung von SRS-A länger als die anderer Mediatoren und ist schlecht auswaschbar. Die Inhalation eines SRS-A-haltigen Aerosols bewirkt bei Menschen eine Einschränkung der Vitalkapazität. Durch Antihistaminika ist die SRS-A-Wirkung nicht zu unterdrücken. Aus diesen Beobachtungen leiten sich Hinweise auf eine Mediatorrolle beim allergischen Asthma ab. SRS-A wirkt wie Histamin auf das gesamte Bronchialsystem, Bradykinin mehr auf die tieferen, $PGF_{2\alpha}$ mehr auf höher gelegene Anteile. SRS-A potenzierte Bronchokonstriktionen, die durch Histamin, 5-HT oder Bradykinin bei Meerschweinchen ausgelöst wurden.

Da Prostaglandin-Synthesehemmer beim Asthma unwirksam sind, obwohl sie die Synthese von $PGF_{2\alpha}$ vollständig hemmen, ergibt sich ein weiterer indirekter Hinweis auf die Mediatorfunktion der SRS-A.

Tabelle 16

(MONGAR und SCHILD [1962]): Pharmakologische Differenzierung zwischen SRS-A und anderen Substanzen

Präparation	SRS-A		Prosta-glandin	Irin	Darmstoff	Bradykinin	Substanz P	5-HT	Oxytocin
	B	C¹)	C	C	C	B	B	B	B
Meerschweinchen-Illeum	+	+	+	+	+	+	+	+	O
Kaninchendarm	+	+	+	+	+	+			
Ratten-Colon	O	+	+	+					
Meerschweinchen-Uterus	O	O	+		+				+
Ratten-Uterus	O	O	+	O	+	+		+	+
Mensch, Bronchiolen	+					O	O		
Katzen-Trachea	O							+	
Kaninchen Blutdruck	O		+		O	+	+	+	
Katze Blutdruck	O	O	+						

¹) Daten von BROCKLEHURST (B), Daten von CHAKRAVARTY (C).
+ = Kontraktion der glatten Muskulatur oder Blutdruckabfall,
O = kein Effekt gefunden

13.5. Eosinophil chemotactic factor of anaphylaxis (ECF-A)

Sensibilisierte Mastzellen und Basophile geben nach Antigenkontakt einen Faktor ab, der selektiv chemotaktisch für eosinophile Leukozyten ist. Dieser Faktor unterscheidet sich von einem komplementabhängigen chemotaktischen Faktor für Eosinophile (ECF-C), der wahrscheinlich mit C5a identisch ist. ECF-A liegt präformiert vor. Die Freisetzung erfolgt nach den gleichen Mechanismen wie die Histaminabgabe und ist durch zyklische Nukleotide gesteuert. Aus menschlichem Lungengewebe wurde ECF-A isoliert. Es handelt sich um zwei hydrophobe Tetrapeptide:

Val-Gly-Ser-Glu   und   Ala-Gly-Ser-Glu.

Beide Peptide wurden synthetisiert und zeigten die biologische Aktivität des isolierten ECF-A (Chemotaxis-Desensibilisierung). Die Testung der chemotaktischen Aktivität erfolgte in der BOYDEN-Kammer. Die Aktivitäten lagen in der gleichen Größenordnung (ca. 10^{6} M). Für die Wirkung ist die NH_2-terminale Sequenz essentiell, das COOH-terminale Tripeptid war fast wirkungslos. Aber auch das COOH-terminale Glu ist wichtig, nach seiner Abspaltung war die Aktivität stark reduziert. Ein weiteres analoges Tetrapeptid (Val-Gly-Asp-Glu) war ebenfalls chemotaktisch aktiv.

Die Entdeckung von ECF-Oligopeptiden, einem neutrophil chemotaktischen Faktor und lipidchemotaktischen Faktoren zeigt, daß auch noch andere Faktoren eine Rolle spielen.

13.6. Platelet activating factor (PAF)

Die Abgabe vasoaktiver Amine aus Thrombozyten ist durch verschiedene immunologische Mechanismen zu induzieren, wie sie vor allem beim Kaninchen gefunden wurden (OSLER und SIRAGANIAN 1972). So können erstens Antikörper gegen Strukturantigene adsorbiert werden und die Zellen sensibilisieren, so daß Komplement angelagert werden kann. Bei größeren Antikörper-Konzentrationen ist auch eine Agglutination möglich. An Thrombozyten können sich zweitens Immunkomplexe anlagern und zur Komplementaktivierung führen, oder diese Komplexe werden von Thrombozyten phagozytiert. Drittens schloß eine durch Antigenzusatz bedingte Degranulierung von Basophilen von Kaninchen und Menschen die Abgabe eines löslichen Faktors ein, der Thrombozyten aggregierte (PAF). Die Freisetzung ist durch Glukose-Mangel, Zugabe von 2-Deoxyglukose und DFP hemmbar und von Ca^{2+}-Ionen abhängig. Steigerung des intrazellulären cAMP-Gehaltes senkt die Abgabe von PAF. Es handelt sich bei PAF um ein basisches Molekül mit einem Molekulargewicht von etwa 1100. PAF unterscheidet sich von Histamin, SRS-A und ECF-A. PAF wirkt über die Induktion der Thrombozytenaggregation und der Mediatorfreisetzung aus Thrombozyten u. a. auf die Ablagerung von Immunkomplexen. PAF könnte der Mediator eines Mechanismus sein, der IgE-sensibilisierte Basophile in die Pathogenese der Immunkomplex-Ablagerung einbezieht und so eine Brücke bzw. Typ I- und Typ III-Reaktion darstellt. PAF ist durch eine Phospholipase D aus Eosinophilen zu inaktivieren.

13.7.   Prostaglandine

Prostaglandine sind pharmakologisch aktive Derivate der Prostansäure. Die wichtigsten natürlich vorkommenden Verbindungen sind PGE_1, PGE_2 und $PGF_{2\alpha}$ (s. Abb. 20). Die Bildung erfolgt aus ungesättigten Fettsäuren durch ein mikrosomales Enzymsystem (Prostaglandinsynthetase), das in allen Säugetierorganen mit allerdings unterschiedlicher Aktivität nachgewiesen wurde. Synthese und Freisetzung werden durch vielfältige Einflüsse stimuliert, u. a. durch Einwirkung von Histamin und 5-HT. Prostaglandine werden bei Entzündungen und im anaphylaktischen Schock neu gebildet und frei-

gesetzt. Im Perfusat isolierter Meerschweinchenlungen
fanden sich beim anaphylaktischen Schock neben Histamin und SRS-A PGE_2 und $PGF_{2\alpha}$ sowie ein Prostaglandin-
Präkursor. Die Synthese ist durch Azetylsalizylsäure,
Indometazin und Phenylbutazon hemmbar. Der Abbau
erfolgt außerordentlich schnell. Die Prostaglandine

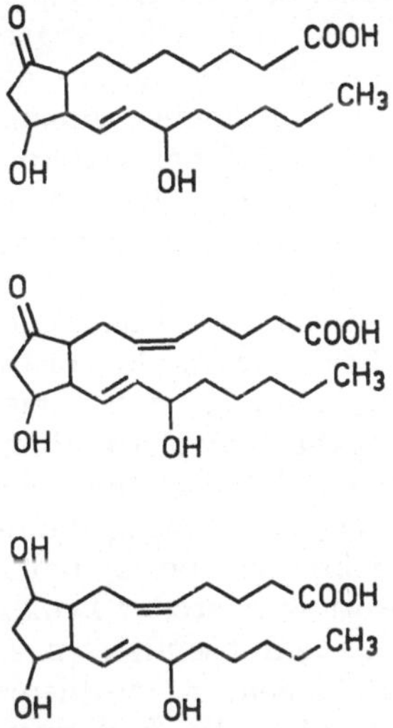

PGE₁

PGE₂

PGF₂α

Abb. 20.

unterscheiden sich durch Wirkungsspektrum und Wir-
kungsstärke erheblich voneinander. Neben Wirkungen
auf den Kreislauf und die glatte Muskulatur läßt sich
durch Prostaglandine (PGE_1) die Thrombozytenaggregation hemmen. Sie wirken über eine Beeinflussung des
intrazellulären cAMP-Spiegels, der gesteigert (Thrombozyten, Mastzellen, Lymphozyten) oder gesenkt werden
kann (Magenmukosa). Die Beeinflussung des cAMP-
Gehaltes erfolgt unabhängig von adrenergen und cholin-
ergen Rezeptoren über eigene Rezeptoren. Einer umfang-
reichen therapeutischen Anwendung stehen erhebliche
Nebenwirkungen und die kurze Wirkungsdauer entgegen.

Immunreaktionen können auf verschiedenen Wegen durch Prostaglandine beeinflußt werden: 1. als Teil des Kontrollmechanismus, dessen Störung als Reaktion auf die Antigenbindung zur Differenzierung und Teilung der Lymphozyten führt. Durch Prostaglandine ist die Lymphozytenstimulierung hemmbar (über eine Steigerung des intrazellulären cAMP-Gehaltes). 2. sind Prostaglandine in B-T-Zell-Wechselwirkungen einbezogen. Makrophagen können über eine PGE-Sekretion die Lymphozytenaktivierung reduzieren. 3. können Prostaglandine als regionale Hormone den Grad der Differenzierung lymphoider Zellen in ihrer lokalen Umgebung beeinflussen. 4. modulieren sie die Reaktion sensibilisierter Zellen nach Antigenkontakt und verändern die Abgabe verschiedener Mediatoren bei Reaktionen der Typen I, III und IV (über eine Beeinflussung des intrazellulären cAMP-Spiegels). Prostaglandine sind Hemmer der anaphylaktischen Mediatorabgabe (komplette Hemmung der antigeninduzierten Histaminfreisetzung zwischen 5×10^{-4} und 5×10^{-6} M PGE_1). Prostaglandine des E-Typs hemmen auch die Sekretion von Lymphokinen. 5. verändern sie die Antwort wandernder Leukozyten auf chemotaktische Stimuli und beeinflussen so immunologisch mediierte Entzündungen. 6. mediieren sie als Agonisten direkt die Reaktion der Zielorgane (glatte Muskulatur, Gefäße) oder modulieren die Antwort gegenüber anderen Mediatoren. Wegen ihrer vasodilatorischen Wirkung sind Prostaglandine Antagonisten des Norepinephrins und hemmen dessen Freisetzung. Freigesetztes Norepinephrin aber induziert eine PGE-Freigabe (negatives feed-back-System).

Prostaglandine sind eine für die Regulation und Kontrolle der Immunantwort wichtige Hormonklasse.

Der allgemein modulierende Einfluß der Prostaglandine auf das Immunsystem ist u. a. an folgendem Beispiel zu demonstrieren: Es wurde die in-vitro-Immunreaktion von Maus-B-Zellen gegen T-Zell-unabhängige Antigene unter dem Einfluß von Prostaglandin-Synthesehemmern geprüft. Bei einer niedrigen Immunantwort gegenüber den Antigenen allein bewirkt die Zugabe dieser Inhibitoren eine Steigerung der Immunantwort. Bei einer höheren Immunantwort führten PG-Synthesehemmer zu einer geringen Senkung der Plaque-Zahlen oder sie hatten keinen Effekt. B-Zellen selbst produzieren und reagieren auf Prostaglandine, so daß sich hier ein Regulationsmechanismus andeutet. Durch Wechselwirkungen unterschiedlicher Zellarten werden die Verhältnisse kompliziert. Bis zu 50% der Milzzellen adhärierten an PGE-Sepharose-Säulen und zeigten so das Vorhandensein von Prostaglandin-Rezeptoren.

Die modulierende Wirkung kommt aber auch darin zum Ausdruck, daß sie neben der Hemmung der anaphylaktischen Abgabe anderer Mediatoren z. T. als deren Antagonisten wirken. PGE_1 und PGE_2 sind starke Bronchodilatatoren und heben die durch Histamin, Azetylcholin, 5-HT oder Bradykinin bewirkte Bronchokonstriktion auf. $PGF_{2\alpha}$ ist ein starker Bronchokonstriktor. Diese Bronchokonstriktion ist durch PGE_2 partiell reversibel.

Prostaglandine wurden als mögliche Mediatoren für die Auslösung des menschlichen Asthmas diskutiert. Gegen eine solche Rolle spricht die Tatsache, daß nur bei 0,5% der Asthmatiker eine Azetylsalizylsäuretherapie positive Effekte zeigte. Versuche zur Asthmatherapie mit E-Typ-Prostaglandinen (Bronchodilatation, Hemmung der Mediatorfreisetzung) erscheinen eher aussichtsreich zu sein. Der β-Rezeptor-Blockade-Theorie zufolge kommt es bei Asthmatikern zu einer verminderten Reaktion auf β-adrenerg wirkende Hormone (endogenes Epinephrin) und damit nicht zu einer ausreichenden Kompensation bronchospastischer Stimuli. Die nicht über β-Rezeptoren wirkenden Prostaglandine könnten diese Blockade umgehen.

Die direkte Agonistenfunktion von Prostaglandinen ist insbesondere bei Entzündungen bedeutungsvoll.

9*

13.8.   *Kinine*

Die wichtigsten Kinine sind:

Bradykinin   Arg-Pro-Pro-Gly-Phe-Ser-Pro-Phe-Arg

Lysylbradykinin
(Kallidin)

                  Lys-Arg-Pro-Pro-Gly-Phe-Ser-Pro-Phe-Arg

Methionyllysyl-
bradykinin

            Met-Lys-Arg-Pro-Pro-Gly-Phe-Ser-Pro-Phe-Arg

Es handelt sich um Peptide, die im Plasma unter der Einwirkung von Enzymen, insbesondere Kallikrein,

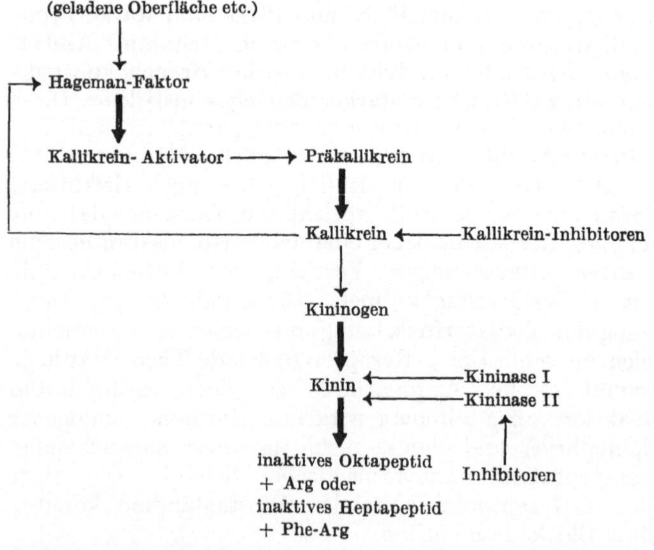

Abb. 21. Das Kallikrein-Kinin-Kininase-System im Blut (ERDÖS 1976).

aus Proteinen (Kininogenen) abgespalten und enzymatisch
inaktiviert werden (s. Abb. 21). Der Aktivierung des
Kallikreins geht eine enzymatische Reaktionskette voraus,
die Ähnlichkeiten und Beziehungen (s. Abschn. 13.10.)
zum Gerinnungs-, Fibrinolyse- und Komplementsystem
aufweist. Die Kinin-Bildung kann durch eine Vielzahl
von Ursachen eingeleitet werden, insbesondere durch
verschiedene Enzyme. Es gibt Hinweise, daß Kallikrein
aus Basophilen von Allergikern nach Zusatz von Antigen
freigesetzt wird, so daß eine direkte Beziehung zwischen
der Anaphylaxie und dem kininbildenden System des
Plasmas besteht. Aber schon vor dieser Beobachtung
waren die Kinine als Mediatoren angesehen worden.
Dafür sprach, daß sie während anaphylaktischer Reaktionen im Blut verschiedener Arten nachgewiesen wurden,
daß Kallikrein bei Perfusion von Organen sensibilisierter
Tiere mit Antigen freigesetzt wird und schließlich auch
die pharmakologische Wirkung insbesondere von Bradykinin, die der des Histamins gleicht. Zu den Wirkungen
gehören Blutdrucksenkung, Dilatation von Blutgefäßen,
Steigerung der Kapillarpermeabilität, Kontraktion der
glatten Muskulatur (Bronchospasmus, Einfluß auf Magen-
Darmtrakt; bei einigen Organen auch relaxierende
Wirkung), Steigerung der Leukozytenmigration, Beteiligung am Endotoxinschock, am QUINCKE-Ödem, an
Verbrennungen, Transfusionszwischenfällen und an der
Schmerzauslösung. Damit kommen Kinine als Auslöser
vieler Entzündungssymptome infrage.

Bradykinin löst seine Wirkungen z. T. über andere
Mediatoren aus, insbesondere über Prostaglandine, die
z. B. für die Ödembildung und Schmerzauslösung durch
Kinine verantwortlich gemacht werden. Prostaglandine
sollen auch für die vasodilatierende Wirkung auf die
Koronararterien und die Steigerung des cAMP-Gehaltes
im Lungengewebe ursächlich sein. Der Prostaglandin-
Synthesehemmer Indometazin konnte einige dieser
Kininwirkungen aufheben. Kinine können auch Histamin
freisetzen und wie Histamin die Ausschüttung von Kate-

cholaminen aus dem Nebennierenmark bewirken. Diese
wiederum hemmen Bradykininwirkungen. Spezifische
Kininantagonisten sind bisher nicht bekannt.

13.9.   *Makromolekulare Mediatoren*

BECKER rechnet zu diesen Mediatoren Substanzen
mit einem Molekulargewicht von über 1000 wie lysosomale
Enzyme, kationische Proteine polymorphkerniger Leukozyten, Heparin, C3a, C5a und $\overline{C567}$. Sie können aus
Zellen abgegeben werden oder aus humoralen Systemen
stammen. Ihre Rolle bei allergischen Reaktionen ist
— soweit nicht schon besprochen — unzureichend
bekannt. Bei Heparin wird angenommen, daß es bei
einer durch Schock oder Entzündung bewirkten Stase
des Blutes die Gerinnungsfähigkeit reduziere und die
Kallikreininaktivierung hemme. Lysosomale Enzyme,
besonders Proteasen, können direkt z. B. auf Basal-
membranen einwirken. Zu ihrer Freisetzung kommt es
z. B. über Immunkomplexe mit Komplementaktivierung,
Abgabe chemotaktischer Faktoren und Ansammlung
Neutrophiler und Pagozytose der Immunkomplexe.
Einige der makromolekularen Mediatoren werden als
sekundäre Mediatoren bezeichnet, weil sie bei Mastzellen und Basophilen die Abgabe von Histamin induzieren (vgl. Abschn. 8., 10.4. und 10.5.).

13.10.   *Beziehungen humoraler Mediatorsysteme*

Die frühere Kontroverse, ob zelluläre oder humorale
Vorgänge für allergische Reaktionen entscheidend seien,
ist im Sinne eines „sowohl als auch" entschieden. Bei
Anaphylaxien stehen zunächst ganz offenbar zelluläre
Ereignisse wie z. B. die Mastzelldegranulierung im Vordergrund. Demgegenüber scheinen oft beobachtete Veränderungen von hämostatischen Mechanismen sekundäre Phänomene zu sein. Dazu gehören die Verlängerung
der Gerinnungszeit, der Abfall der Thrombozytenzahl,
der Abfall der Konzentration von Fibrinogen, Plasmino-

gen und Prothrombin. Für die verlängerte Gerinnungszeit ließ sich bisher nur bei Hunden das freigesetzte Heparin verantwortlich machen, ursächlich für andere Veränderungen ist eine intravasale Gerinnung beim anaphylaktischen Schock.

Die Verbindungen zwischen IgE-mediierter Mediatorfreisetzung und humoralen Systemen sind erst angedeutet sichtbar. So kann IgE offenbar über den alternativen Weg Komplement aktivieren. Die Degranulierung von Mediatorzellen führt über den PAF und eine Alterierung von Thrombozyten zu einer Einbeziehung des Gerinnungssystems. In diesem Zusammenhang ist auch die Beobachtung wichtig, daß die Degranulierung zu einer Kallikrein-Freisetzung führen soll. Bei Typ II- und Typ III-Reaktionen sind diese Verbindungen wesentlich besser gesichert. In vivo liegen diese Reaktionsformen oft kombiniert vor.

Zwischen dem Komplementsystem, dem Gerinnungs- und fibrinolytischen System und dem kininbildenden System bestehen vielfältige Beziehungen, die z. T. in Abb. 22 skizziert sind.

So führt z. B. die Reaktion zwischen Immunkomplexen und C1 einerseits zur Komplementaktivierung, andererseits zur Aktivierung des HAGEMAN-Faktors. Dieser wiederum kann die C1-Esterase (C$\overline{1}$) aktivieren, ebenso das Gerinnungssystem und zur Kininbildung führen. Spaltprodukte des HAGEMAN-Faktors (Präalbumin-Fragmente) führen zur Kallikrein-Bildung. Kallikrein wiederum aktiviert den HAGEMAN-Faktor. Dieser kann über Plasminogen-Aktivatoren das Plasmin-System fördern. Dieses wiederum führt zu einer Spaltung des aktivierten HAGEMAN-Faktors, weiter zu einer Aktivierung der ersten Komplement-Komponente und zu einer Abspaltung von C3a.

Der Inhibitor von C1 (C$\overline{1}$ INH) hemmt nicht nur C$\overline{1}$, sondern auch den HAGEMAN-Faktor und Plasmin. Andere Inhibitoren wie α_2-Makroglobulin und α_1-Antitrypsin sind ebenfalls einbezogen.

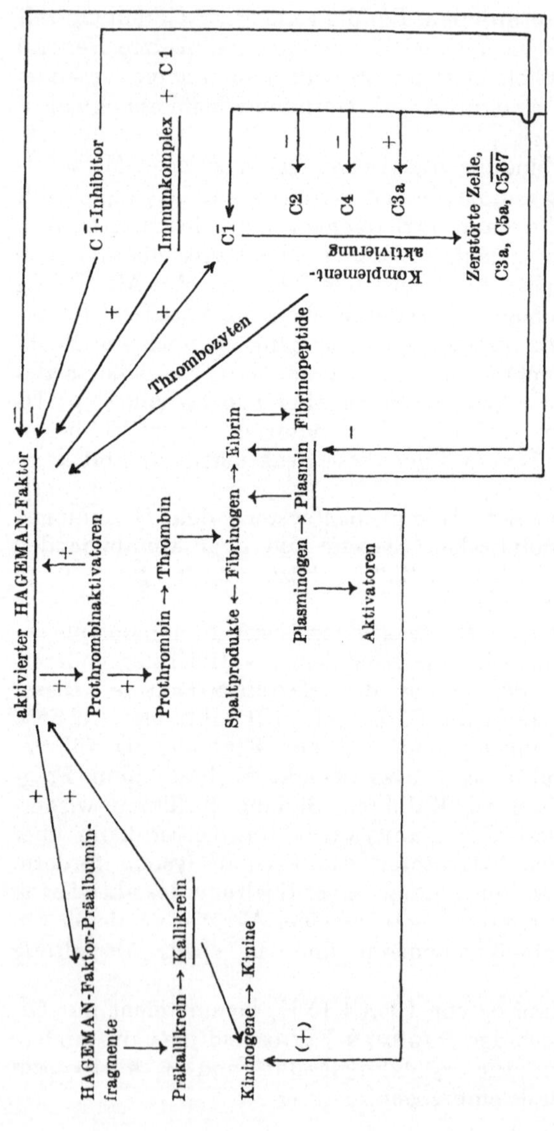

Abb. 22. Beziehungen humoraler Enzymsysteme.

Thrombozyten können am Komplement oder an Antigen-Antikörper-Komplexen adhärieren. Über den Thrombozytenfaktor 3 aktivieren sie die Blutgerinnung. Auch Neutrophile können gerinnungsfördernde Faktoren abgeben.

Nach ERDÖS (1976) übertrifft die Zahl der sich überlappenden und beeinflussenden Regelkreise weit die Zahl der olympischen Ringe. Eine tiefergehende Einsicht in dieses Gebiet ist bisher nur in Ausnahmefällen möglich.

14.   Eosinophile

Das Wissen von der Funktion der Eosinophilen ist lückenhaft. Bei vielen allergischen Reaktionen sind Blut-Eosinophilien lange bekannt, es finden sich aber auch lokale Ansammlungen dieser Zellen. Bei der Degranulierung von Mastzellen und Basophilen werden sie über ECF-A angelockt, bei Reaktionen mit Komplement-Beteiligung über C5a (ECF-C), bei Reaktion von T-Lymphozyten mit Antigenen über den Eosinophil Stimulation Promotor (ESP). Dies ist ein Lymphokin mit einem Molekulargewicht von 25—30000. Darüber hinaus weist normales menschliches Serum spontane Eosinophilen-chemotaktische Aktivität (SECA) auf. Dabei handelt es sich um eine hitzestabile nichtdialysierbare Substanz, die noch nicht weiter charakterisiert ist. Auch Histamin selbst in Konzentrationen um 10^{-6} M wirkt chemotaktisch. Bei 10^{-4} M wird die Wanderung gehemmt. Die ebenfalls chemotaktisch wirkende Imidazol-Essigsäure zeigt zwischen 10^{-3} und 10^{-5} M eine lineare Dosis-Wirkungskurve. Histamin und Imidazol-Essigsäure führten zu einer Kreuzdesensibilisierung. Andere Histamin-Abbauprodukte waren wirkungslos.

Die Regulation der Wanderung von Eosinophilen erfolgt einerseits über Zerstörung von C3a und C5a durch den „chemotactic factor inhibitor". Spezifische

Inaktivierungsmechanismen für ECF-A sind bisher nicht
bekannt. Andererseits bewirkt ein kationisches Peptid
(Molekulargewicht 4000—5000), der Neutrophilen-immo-
bilisierende Faktor, auch die Immobilisierung von Eosinophilen. Durch diesen Faktor, der von Neutrophilen z. B.
bei der Phagozytose abgegeben wird, können Eosinophile an Orten der Immunreaktion fixiert werden, ohne
ihre Phagozytose und ihren Stoffwechsel zu beeinflussen.

Eosinophile können phagozytieren, u. a. auch Antigen-
Antikörper-Komplexe. Sie besitzen den Immunadhärenz-
Rezeptor für C3b. In ihnen wurden eine zyanid-unemp-
findliche Peroxidase, Phospholipase B und D, Plasmin,
ein Plasminogen-Aktivator und Arylsulfatase B nachgewiesen.

Granula aus Meerschweinchen-Eosinophilen bestehen
zu über 50% aus einem basischen Peptid mit einem IEP
um 10 und einem Molekulargewicht von 11000. Wegen
seiner stark positiven Ladung kann es Heparin binden
und inaktivieren, eine der wichtigsten Mastzell-Kompo-
nenten. Das analoge Protein aus menschlichen Eosinophilen wies vergleichbare Eigenschaften auf.

Eosinophile können die Abgabe, die Wirkung und den
Stoffwechsel von Mediatoren der Entzündung beeinflussen. Extrakte aus Eosinophilen in ng-Quantitäten
hemmen die Histaminabgabe. Der dafür verantwort-
liche Faktor „eosinophilderivedinhibitor" (EDI) konnte
als Mischung von PGE_1 und PGE_2 identifiziert werden.
Interessanterweise waren Leukozyten von Allergikern
weniger empfindlich gegenüber EDI als solche von
Gesunden.

Die Rolle der Eosinophilen bei anaphylaktischen
Erscheinungen deutet sich danach wie folgt an (Abb. 23).
Durch ECF-A und Histamin werden sie um degranulierte
Mastzellen versammelt. Sie sind nun hohen ECF-A- und
hohen Histamin-Konzentrationen ausgesetzt und desen-
sibilisiert. Sie phagozytieren ausgestoßene Granula aus
Mastzellen. Dies führt zur Abgabe von Enzymen wie
der der Histaminase, der Arylsulfatase, die SRS-A in-

aktivieren kann und Phospholipase D, die PAF abbaut. Über die Abgabe von EDI (PGE_1 und PGE_2) wird in anderen Mastzellen der cAMP-Spiegel gesteigert und damit die Mediatorabgabe gehemmt. Eosinophile haben ganz offenbar eine regulierende Rolle und können allergische Reaktionen möglicherweise begrenzen oder beenden. Wahrscheinlich beeinflussen sie auch die Restitution entleerter Histaminspeicher.

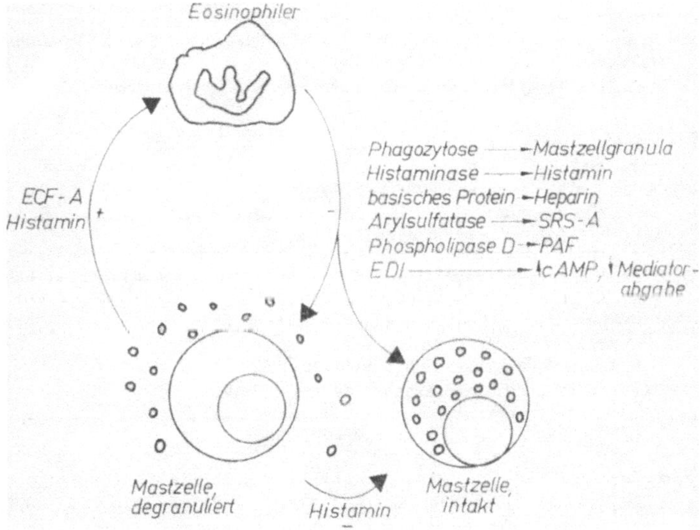

Abb. 23. Schematische Darstellung der Beziehungen zwischen Mastzellen und Eosinophilen.

# 15.	Antiallergika

## 15.1.	*Therapiemöglichkeiten und Testmodelle*

Dem beschriebenen Ablauf der anaphylaktischen Reaktionen entsprechend ergeben sich Therapiemöglichkeiten auf folgenden Ebenen (Tab. 17). Die Antigenkarenz

Tabelle 17
Beeinflussung anaphylaktischer Reaktionen

Reaktionsebene	Beeinflussungsmöglichkeit
Antigen	Karenz
Erkennung	Applikation von Allergoiden
IgE-Synthese	Immunosuppression, Immuntoleranz
IgE-Rezeptor-Wechselwirkung	Kompetition um den Rezeptor
IgE-Allergen-Wechselwirkung	a) „Desensibilisierung" b) Rezeptor-blockierende Haptene
Freisetzung von Mediatoren	Dinatriumcromoglykat, Glukokortikoide, cAMP-Steigerung, ATPase-Hemmer
Mediatorwirkung	Antagonisten, immunologische Neutralisierung

Tabelle 18
(Assem [1975]): Testsysteme für Antiallergika

A. In vivo-Modelle der anaphylaktischen Reaktion

1. Passive kutane Anaphylaxie (PCA) (Prausnitz-Kustner-Reaktion) bei Menschen sowie direkte Hauttestung bei Allergikern
2. Anaphylaktische Hautreaktion bei der Ratte:
   a) Antigen-induziert (PCA)
   b) Dextran-induzierte anaphylaktoide Reaktion
3. Passive intraperitoneale Anaphylaxie bei der Ratte

B. In vitro-Modelle der anaphylaktischen Reaktion

1. Lungengewebe:
   a) passiv sensibilisierte menschliche Lunge
   b) aktiv und passiv sensibilisierte Meerschweinchenlunge
      (IgG_1- und IgE-mediierte Reaktionen)
   c) aktiv sensibilisierte Rattenlunge
2. Passiv sensibilisierte Haut von Mensch u. a. Spezies
3. Sensibilisierte menschliche Leukozyten
4. Sensibilisierte Ratten-Leukozyten
5. Ratten-Peritoneal-Mastzellen:
   a) Antigen-induzierte Histaminabgabe
   b) Effekt von Histamin-Releasern wie Compound 48/80, Dextran in Gegenwart von Phosphatidylserin, Ca^{2+}-Ionophore

C. Andere in vitro-Tests

Lymphozyten-Stimulations-(Transformations-)Test
Makrophagen-Wanderungs-Test

ist selbstverständlich nicht immer realisierbar. Allergoide wurden in Abschn. 9 im Zusammenhang mit der Regulation der IgE-Synthese besprochen. Sie werden bereits praktisch eingesetzt.

Immunsuppressive Maßnahmen werden bei anaphylaktischen Reaktionen nicht angewendet.

Zur Testung antiallergischer Wirkungen auf den folgenden Reaktionsebenen dienen u. a. folgende Methoden (Tab. 18).

Im folgenden Text sollen insbesondere neue Therapieansätze berücksichtigt werden. Tabellen der vielen Substanzen, die auf Mastzellen wirken, finden sich bei MONGAR und SCHILD (1962) sowie STANWORTH (1973). ATPase-Hemmer wurden im Abschn. 10.4. erwähnt.

15.2. *Kompetition um den IgE-Fc-Rezeptor*

Eine antiallergische Therapie ist um so effektiver, je früher sie im pathophysiologischen Reaktionsablauf einsetzt. Die Grenze zwischen kausaler und symptomatischer Therapie ist wohl nach vollzogener IgE-Synthese zu ziehen. Die erste praktikable Beeinflussungsmöglichkeit liegt beim Einbau des IgE in die Membran von Mastzellen und Basophilen. STANWORTH (1973) publizierte die Überlegung, daß „normales“, d. h. nicht gegen ein bestimmtes Allergen gerichtetes IgE mit dem spezifisch geprägten um die IgE-Fc-Rezeptoren konkurrieren müsse. In den Tab. 7 und 8 wurde gezeigt, daß dies tatsächlich möglich ist und auch Fc-Teile etwa eine PRAUSNITZ-KÜSTNER-Reaktion unterdrücken. Durch einen Vergleich der Aminosäuresequenzen schwerer Ketten verschiedener Immunglobulinklassen erhofft HAMBURGER (1975), die spezifische Struktur zu finden, die die besondere Fähigkeit der IgE zur Rezeptorbindung bewirkt. Aus diesem Vergleich leitete sich die Synthese verschiedener Peptide ab, die die PRAUSNITZ-KÜSTNER-Reaktion und die Histamin-Freisetzung aus sensibilisierten menschlichen Leukozyten hemmten, wie in Tab. 19 gezeigt wird.

Tabelle 19

(HAMBURGER [1975]): Durchschnittliche Hemmung der PRAUSNITZ-KÜSTNER-Reaktion durch 1 nM des Peptids, injiziert vor Injektion des IgE-haltigen Serums (10^{-15} M IgE)

Peptid		durchschnittliche Hemmung	
Nr.	Sequenz	Prozent	Bereich
I	Asp-Pro-Arg	15	0 – 38
II	Ser-Asp-Pro-Arg	18	0 – 50
III	Asp-Ser-Asp-Pro-Arg	72	60 – 89
IV	Ala-Asp-Ser-Asp-Pro-Arg	58	38 – 80
V	Tos-Arg-Sar-Me	24	0 – 40

Der bei der PRAUSNITZ-KÜSTNER-Reaktion erforderliche große Peptid-Überschuß (10^{-9} M Peptid konkurrieren mit 10^{-15} M IgE, d. h. 10^6 Peptidmoleküle mit einem IgE-Molekül) steht in guter Übereinstimmung mit der beschriebenen hohen Assoziationskonstante des Fc-Rezeptors.

STANWORTH hat in früheren Arbeiten darauf verwiesen, daß IgE-Bruchstücke, die kleiner als das Fc sind, die PRAUSNITZ-KÜSTNER-Reaktion nicht hemmen. Er führte das auf die Notwendigkeit einer bestimmten dreidimensionalen Struktur für die Fc-Rezeptorbindung zurück, insbesondere auf das Vorliegen intakter Disulfidbrücken.

Aus diesem Grund sind die HAMBURGER-Peptide besonders überraschend. Sie stießen auch auf Interesse, weil sich durch einen geeigneten Kompetitor prinzipiell alle Anaphylaxien beeinflussen lassen müssen. Dieser therapeutische Ansatzpunkt ist ein Grund für die intensive Arbeit am IgE-Fc-Rezeptor. Die Befunde von HAMBURGER konnten von anderen Autoren nicht reproduziert werden.

15.3.   Beeinflussung der IgE-Allergen-Wechselwirkung

„Desensibilisierung":   Die   naturwissenschaftlichen Grundlagen dieser 1911 eingeführten Behandlung sind nicht endgültig geklärt. Durch wiederholte Injektion

eines Allergens soll die Erzeugung von Antikörpern der Klasse IgG induziert werden, die sich mit dem Allergen verbinden und es damit dem IgE entziehen sollen. Da IgG (praktisch) nicht mit Mastzellen reagiert, ist so eine Mediatorfreisetzung nicht mehr möglich. Nicht ganz unumstritten ist die Beobachtung, daß bei langer „Desensibilisierung" der Spiegel des spezifisch gegen das Allergen gerichteten IgE abfällt. Schließlich wird ein Absinken der Sensitivität der Basophilen gegenüber Histamin freisetzenden Einflüssen diskutiert.

Die „Desensibilisierung" weist eine Reihe sehr ernster Nachteile auf und wird durch die Entwicklung auf anderen Gebieten in der bisherigen Form bald auch in der Praxis überholt sein (vgl. Abschn. 9.).

Blockierende Haptene: Wenn die genaue chemische Struktur der zur Anaphylaxie führenden Epitope eines Allergens bekannt ist, sollten sich durch Applikation dieses Haptens die IgE-Moleküle absättigen lassen. Eine Quervernetzung der Rezeptoren und damit die Mediatorfreisetzung wären nicht mehr möglich. Die Richtigkeit dieses Konzepts wurde von DE WECK in exemplarischer Weise demonstriert. Die Methode führte u. a. dazu, daß Patienten mit schwerer Penizillin-Allergie wieder mit Penizillin behandelt werden konnten. Diese Therapie ist nur bei bestimmten Anaphylaxieformen möglich (Anaphylaxie gegenüber einem genau definierten Epitop) und wahrscheinlich nur in bestimmten Fällen indiziert. Dieses Beispiel zeigt die enge Verbindung zwischen Grundlagenforschung und Klinik auf diesem Gebiet.

15.4. *Hemmung der Mediatorabgabe*

15.4.1. Glukokortikoide und ACTH können die Symptome der anaphylaktischen Reaktionen unterdrücken. Diese Wirkung wird wesentlich auf die Hemmung mesenchymaler Reaktionen, insbesondere ihre membranstabilisierende und antiphlogistische Aktivität zurückgeführt, die in vielen Untersuchungen nachgewiesen ist. So werden insbesondere Lysosomenmembranen so verändert, daß die Abgabe ihrer Enzyme erschwert wird. Auf diese Weise und über die Beeinflussung der Chemotaxis ist (zumindest teilweise) ihre antiphlogistische Wirkung bei Immunkomplexerkrankungen erklärbar. Wahrscheinlich wirken Glukokortikoide auch bei IgE-mediierten Reaktionen weniger auf die Mediatorfreisetzung als auf spätere Phasen. Kortison hemmt weder die SCHULTZ-DALE-Reaktion noch die antigeninduzierte Histaminfreisetzung aus Basophilen von Kaninchen. Diesen Befunden wurde entgegengehalten, daß Kortison-Azetat in vitro inaktiv ist. Aber auch in vivo hemmten Kortikosteroide z. B. nicht die PRAUSNITZ-KÜSTNER-Reaktion. Bei menschlicher Haut wurde im Gegensatz dazu eine dosisabhängige Inhibition der antigeninduzierten Mediatorabgabe durch Prednisolon beschrieben. Danach wirkt Prednisolon auf den zweiten, Ca^{2+}-abhängigen Schritt der Histaminfreisetzung. Es wurde vermutet, daß dieser Hemmung eine Steigerung des intrazellulären cAMP-Gehaltes zugrundeliegen könne.

Glukokortikoide wirken mit deutlicher Latenz und sind damit weniger für den Notfall geeignet.

Die immunsuppressive Wirkung der Glukokortikoide tritt im Vergleich zu ihrer Wirkung auf die efferente Phase bei Anaphylaxien in den Hintergrund. Aber auch hier müssen die erheblichen Nebenwirkungen bei chronischer Anwendung bedacht werden.

15.4.2.   Dinatriumcromoglykat und ähnliche Substanzen: Dinatriumcromoglykat (DSCG) stellt den ersten Vertreter einer pharmakologisch neuen Substanzklasse dar. Die Entwicklung leitete sich aus Untersuchungen über die muskelrelaxierende Wirkung eines pflanzlichen Wirkstoffs (Khellin) bei einem Asthmamodell ab. DSCG wirkt nicht konventionell antiinflammatorisch, hat keine Kortikosteroid-ähnliche Wirkung und ist kein Mediatorantagonist. DSCG (Na-Salz von 1,3-bis-(2-Carboxy-chromon-5-yloxy)-2-Hydroxypropan) (Abb. 24) ist in verschiedenen Systemen ein effektiver Hemmer der Abgabe von Mediatoren. Der Wirkungsmechanismus ist noch nicht endgültig geklärt. Es wird von allgemein membranstabilisierender Wirkung mit Verminderung des Ca^{2+}-Einstroms gesprochen. Die Hemmung des Ca^{2+}-Fluxes ist gut belegt. Nach einigen Berichten ist DSCG ein Phosphodiesterasehemmer. Eine derartige Eigenschaft könnte aber nicht alle DSCG-Effekte erklären.

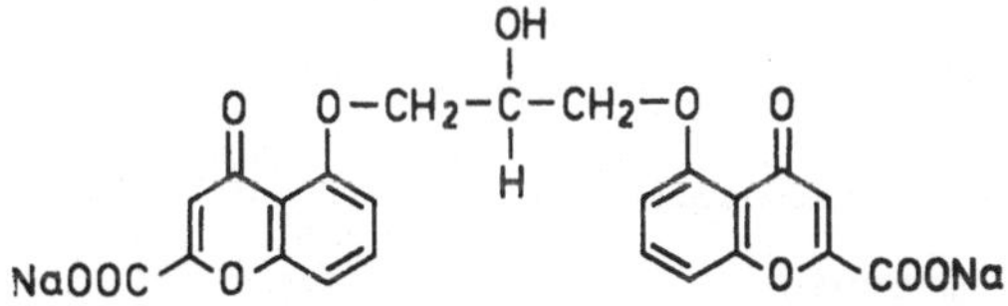

Abb. 24. Dinatriumcromoglykat.

DSCG („Intal") ist seit mehreren Jahren umfangreich zur Behandlung verschiedener Asthma-Formen (insbes. exogen-allergisches Asthma), allergischer Rhinitis und Konjuktivitis sowie Colitis ulcerosa eingesetzt. Die Erfolge sind gut bis sehr gut.

DSCG gilt als eine der sichersten Substanzen. Toxische Wirkungen oder andere Nebenwirkungen sind mit Ausnahme geringer Irritation nach lokaler Anwendung (Pulver-Spray) nicht bekannt geworden. Auch nach langer Anwendung verliert es nicht seine Wirkung. Die Substanz muß vor der Allergeneinwirkung appliziert werden, um wirksam zu sein. Durch DSCG ist die Dosis der konventionellen Kortikosteroid-Therapie zu reduzieren. Die Wirkungsdauer beträgt ca. 6 Stunden (Cox et al. 1970).

Die Entwicklung des DSCG initiierte eine umfangreiche Suche nach anderen antiallergisch wirksamen Substanzen mit verbesserten Eigenschaften (bes. Aktivität bei oraler Applikation). Bei dieser Suche wurden u. a. in großem Rahmen quantitative Struktur-Wirkungsanalysen

verwendet. Einer Arbeit von ASSEM ist die Tab. 20 ent-
nommen, die einige Eigenschaften von DSCG und zwei
Nachfolgesubstanzen aufweist (vgl. Abb. 25a und b).

Tabelle 20
(ASSEM [1975]) Vergleich zwischen DSCG, AH 7079 und AH 7725 in verschie-
denen experimentellen Modellen und bei antigeninduziertem Asthma beim
Menschen

Test	Relative Potenz		
	AH 7079	AH 7725	DSCG
Ratte, PCA[1]) (i.v., ID_{50})		100	5
Ratte, PPA[1]) (ID_{50})		100	4
Orale Aktivität (PCA)		aktiv	inaktiv
Ratte, Histaminabgabe aus sensibilisierten Mastzellen	300	100	50
Ratte, Mastzellen und MCDP[1])	5	100	50
Sensibilisierte menschliche Lymphozyten (Transformation)	1 000	100	5
Sensibilisierte menschliche Leukozyten (Histaminabgabe)	1 000	100	10

Hemmung von experimentellem Asthma beim Menschen

a) Aerosol	wechselnd	wechselnd	wechselnd
b) oral		aktiv	inaktiv

[1]) PCA: Passive kutane Anaphylaxie;
   PPA: passive peritoneale Anaphylaxie;
   MCDP: Mastzell-degranulierendes Peptid

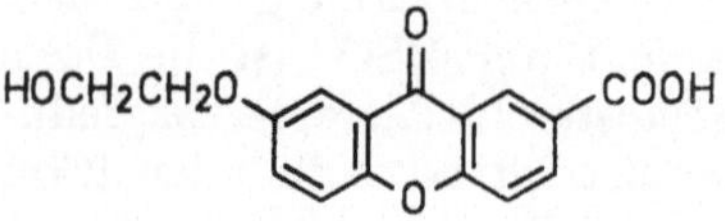

Abb. 25.

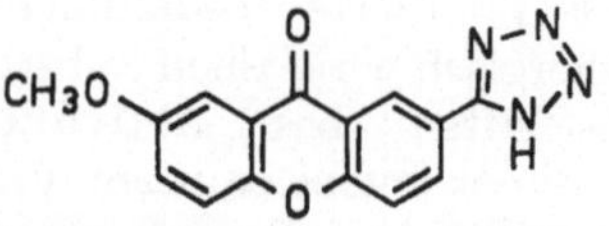

Abb. 25.

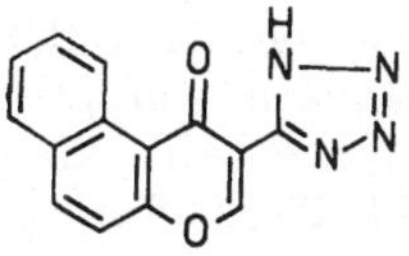

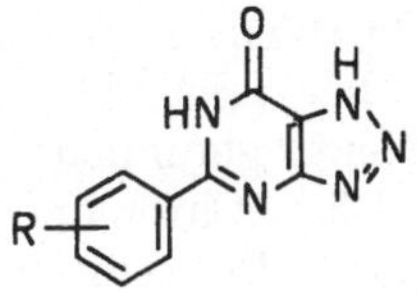

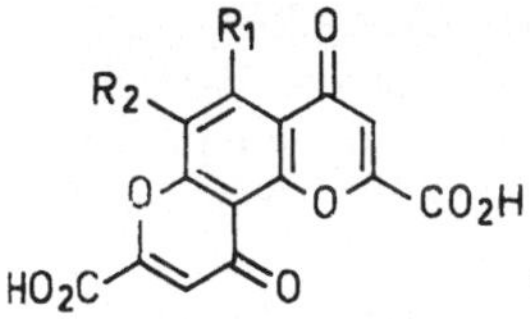

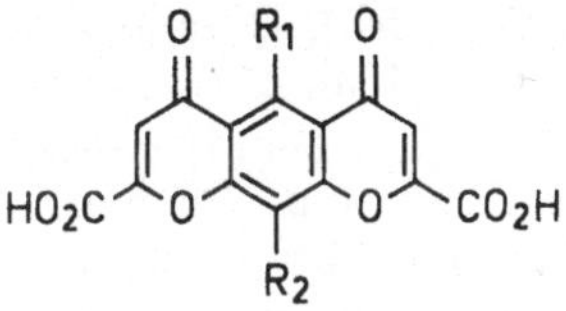

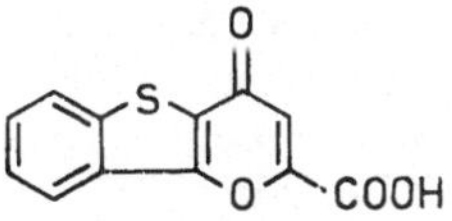

11 Schnitzler

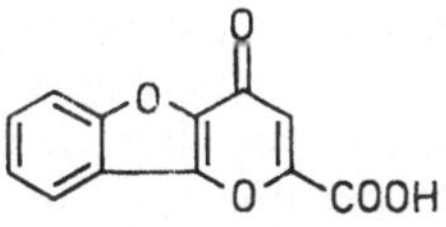

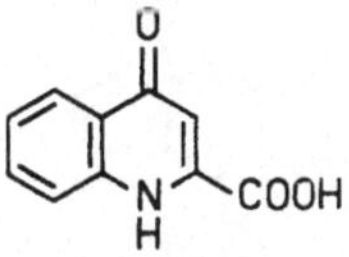

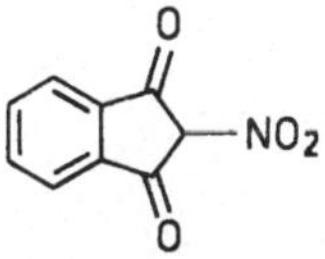

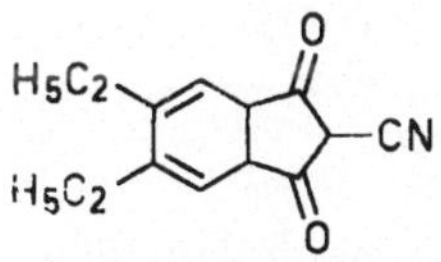

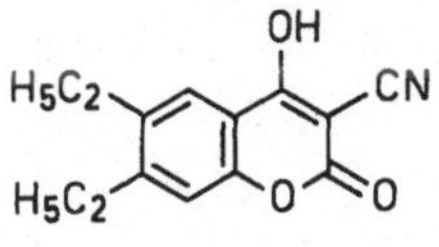

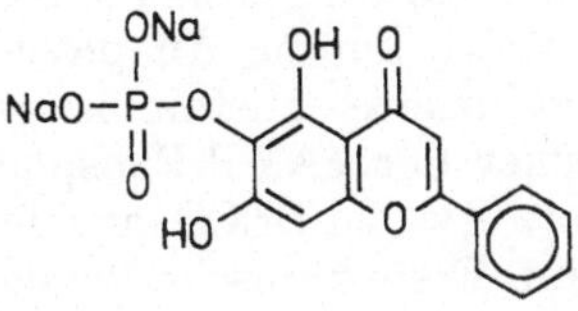

U. a. in folgenden, z. T. sehr heterogenen Substanz-
klassen bzw. bei folgenden Substanzen wurden antiallergische Effekte gefunden: Xanthone (Abb. 25 a, b),
3-(1 H-Tetrazol-5-yl)Chromone (Abb. 25 c), 8-Azapurin-
6-one (Abb. 25 d), Benzodipyrane (Abb. 25 e, f), 4-Oxo-
4 H-[1]benzothieno[3,2—b]pyran-2-karboxylsäure (Abb.
25 g), 4-OxO-4 H-[1]benzofuro[3,2—a]pyran-2-karboxyl-
säure (Abb. 25 h), Quinolin-Derivate (Abb. 25 i), 2-Nitro-
indandione (Abb. 25 j), 2-Zyano-1,3-dikarbonyl-Derivate
(Abb. 25 k, l), Dinatrium-Balicalein-6-Phosphat (Abb.
25 m), weiter ein Phenanthrolin, 4-Hydroxy-3-Nitro-
kumarine, Oxanilsäure u. a.

Bei den meisten geprüften Substanzen liegen z. Z.
tierexperimentell gewonnene Hinweise auf eine mögliche
antianaphylaktische Wirkung vor (im allgemeinen Unterdrückung der passiven kutanen Anaphylaxie bei der
Ratte). Pharmakologische Untersuchungen oder An-
wendungen am Menschen sind in letzter Zeit vermehrt
bekannt geworden (z. B. AH 7725, Abb. 25 a; Doxantro-
zol, Abb. 26).

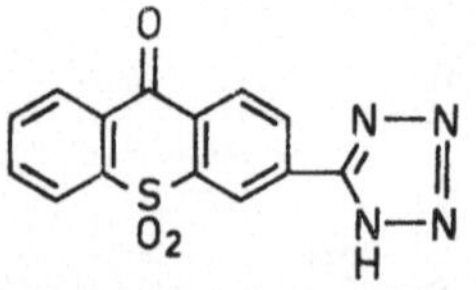

Abb. 26. 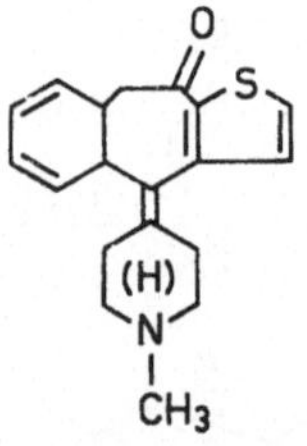   Abb. 27.

Einige andere Substanzen mit antianaphylaktischer
Wirkung zeigen größere strukturelle Unterschiede. Keto-
tifen (Abb. 27) hemmt die passive kutane Anaphylaxie
bei der Ratte, die 48/80-induzierte Histaminabgabe
aus Mastzellen, ist ein Hemmer der cAMP-Phosphodiesterase und weist im Gegensatz etwa zu DSCG eine deutliche Antihistamin-Wirkung auf. Erste klinische Versuche
mit oraler Applikation brachten positive Ergebnisse.

WY-16922 (Abb. 28) soll z. T. bessere Eigenschaften als DSCG haben. Diese Substanz soll spezifisch die IgE-mediierte Mediatorfreisetzung hemmen und untoxisch sein.

Bis(2-Hydroxybenzamido)benzoesäure-Derivate wie AB-23 (Abb. 29) hemmten die 48/80-induzierte Histamin-

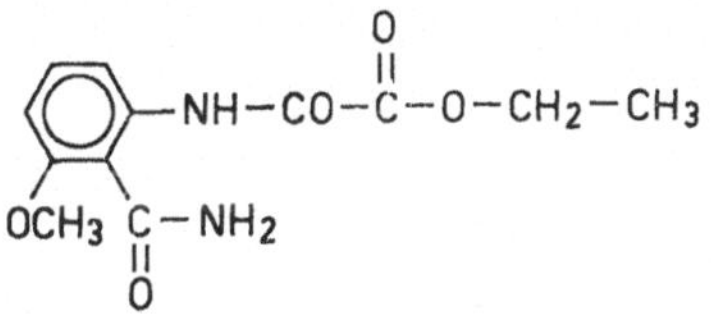

Abb. 28.

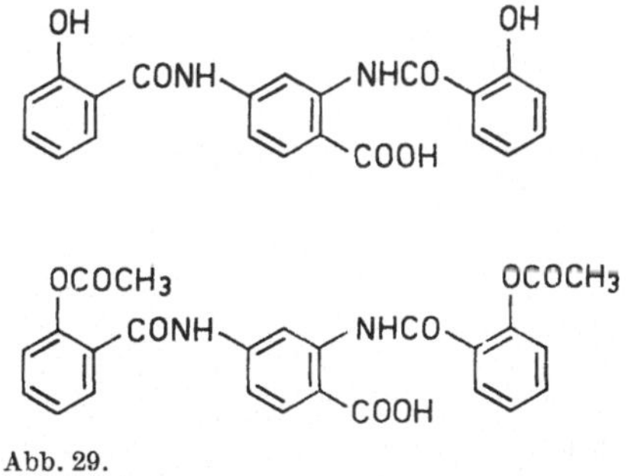

Abb. 29.

freisetzung aus Mastzellen, die passive kutane Reaktion und andere anaphylaktische Tests stärker als DSCG. AB-50 war bei oraler Applikation aktiv und hemmte auch IgG-mediierte anaphylaktische Reaktionen.

Oxatomid (R 35443) (Abb. 30a) zeigte in ersten klinischen Versuchen eine gute Wirkung bei oraler Applikation, BM 06001 (Abb. 30b) hemmte Atopien beim Hund.

Polyphloretinphosphat (Abb. 31) könnte evtl. ähnlich wie DSCG bei der Asthma-Therapie eingesetzt werden. Diese Substanz hemmte dosisabhängig die anaphylakti-

11*

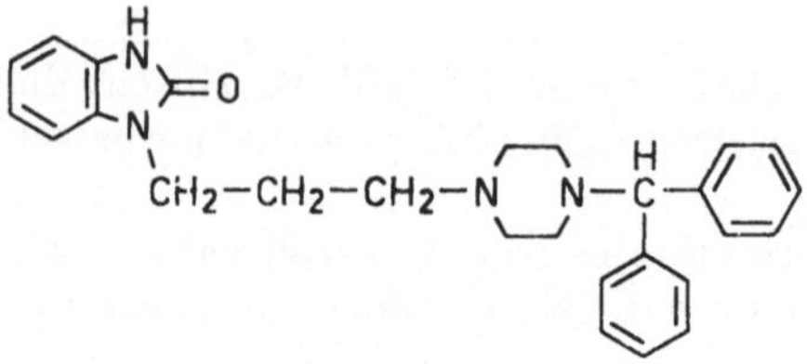

Abb. 30.

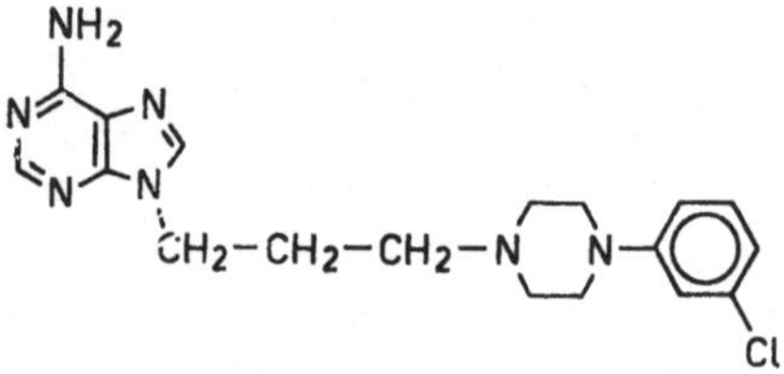

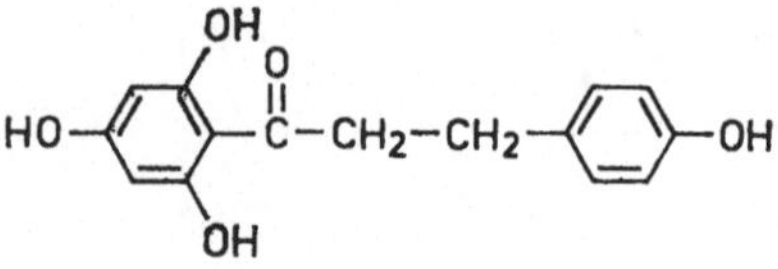

Phloretin

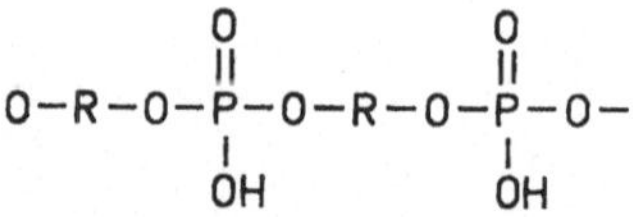

Polyphloretin,
R= Phloretin

Abb. 31.

sche Histaminabgabe sowie die Bildung von SRS-A in verschiedenen Testsystemen, die durch $PGF_{2\alpha}$ ausgelöste Kontraktion isolierter menschlicher Bronchien und in vivo die durch Injektion von Compound 48/80 bewirkte Blutdrucksenkung bei Katzen.

15.4.3.   β-Adrenorezeptor-Stimulantien

Diese Substanzen haben zumindest einen zweifachen Effekt, sie relaxieren glatte Muskulatur und verhindern die Mediatorabgabe aus Mastzellen. Über eine Einwirkung auf das Histidin-Dekarboxylase-System sollen sie weiter die Histaminbildung senken.

Bei anaphylaktischen Erkrankungen, insbesondere beim Asthma, sind β-adrenerg wirkende Substanzen mit bevorzugter β_2-Wirkung (Bronchodilatation) erwünscht, deren kardiovaskuläre Effekte gering sind.

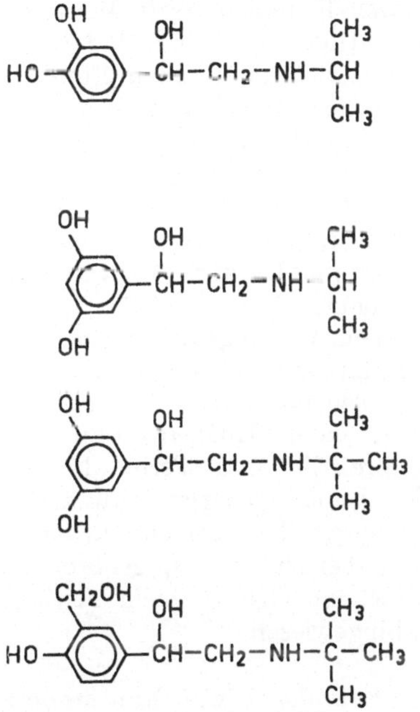

Isoprenalin

Orciprenalin

Terbutalin

Salbutamol

Abb. 32.

Deshalb wurde versucht, das zumeist eingesetzte Isoprenalin zu verbessern. Diese Entwicklung führte zu selektiver wirkenden Substanzen wie Orciprenalin, Salbutamol und Terbutalin (Abb. 32), deren kardiovaskuläre Wirkungen reduziert sind, während sie gut bronchodilatierend wirken. Weitere Vorteile bestehen darin, daß sie länger wirken und bei ihrem Abbau über die Katechol-o-methyl-transferase keine Substanzen entstehen, die als β-Rezeptorenblocker wirken.

Während der antianaphylaktische Effekt der Sympathikomimetika in vitro eindeutig ist, kann er in vivo von der bronchodilatierenden Wirkung nicht unterschieden werden. Bei in-vitro-Versuchen unterdrückten β-Adreno-rezeptor-Stimulantien die Histaminfreisetzung aus Leukozyten von Allergikern. Isoprenalin reduzierte die Mediatorabgabe bei einer Konzentration von $2-4 \times 10^{-4}$ M um 50%. Dieses Testsystem ist jedoch relativ unempfindlich. Bei passiv sensibilisierten menschlichen Lungenstückchen waren Konzentrationen zwischen 5×10^{-12} und 5×10^{-9} M Isoprenalin effektiv. Bei isolierten Rattenmastzellen senkte Isoprenalin bei 10^{-6} M die antigeninduzierte Histaminabgabe, Salbutamol war ca. zehnmal schwächer wirksam, während DSCG fast inaktiv war. Die Empfindlichkeit einzelner Testsysteme zeigt erhebliche Unterschiede. Bei einem Vergleich der Wirkung von Isoprenalin, Orciprenalin und Terbutalin auf die Histamin-Freisetzung aus Lungen aktiv sensibilisierter Meerschweinchen war Isoprenalin in einer Konzentration von 4×10^{-8} M effektiv, Orciprenalin und Terbutalin bei 4×10^{-7} M. Es wurde der Schluß gezogen, daß die β-Rezeptoren, die die Hemmung der antigeninduzierten Histaminabgabe mediieren, eher zum β_2-Typ gehören.

Auf die β-Rezeptor-Blockade-Theorie beim Asthma wurde in Abschnitt 13.7. hingewiesen.

15.4.4. *Phosphodiesterase-Inhibitoren* wie Xanthinderivate (s. Abb. 33) wirken den β-Sympathikomimetika vergleichbar, sind allerdings weniger effektiv, wie u. a. aus dem folgenden Vergleich verschiedener Substanzen hervorgeht. Es wurde die Fähigkeit bestimmt, die IgE-mediierte passive kutane Anaphylaxie bei Ratten zu unterdrücken. Die ID_{50} betrug für Isoprenalin 2 µg/kg, für DSCG 1 mg/kg, für Indometazin 10 mg/kg und für Theophyllin > 20 mg/kg. Inaktiv waren Azetylsalizylsäure, Natriumsalizylat und Flufenaminsäure bis zu

Dosen von 40 mg/kg sowie Dibutyryl-cAMP (10 mg/ml).
Isoprenalin und Theophyllin potenzierten ihre Hemm-
wirkungen. DSCG und Theophyllin wirkten aber nicht
synergistisch. Wegen ihrer geringen Wirkung auf anaphylaktische Reaktionen wurde versucht, die bisherigen
Phosphodiesterase-Inhibitoren zu verbessern.

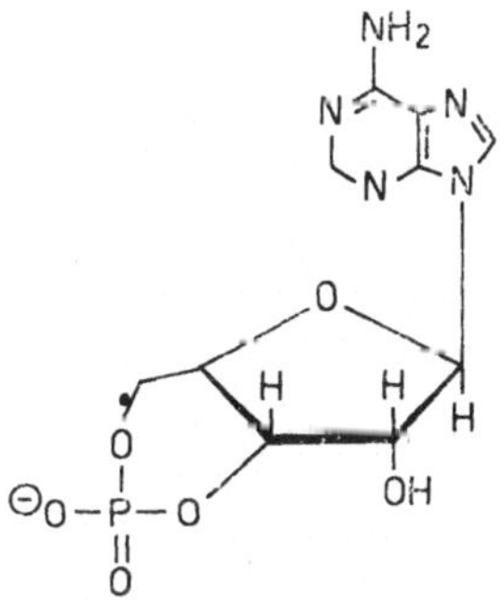

Adenosin 3′, 5′-Monophosphat
(cAMP)

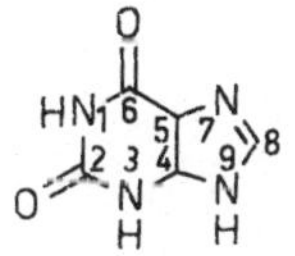

Xanthin.Theophyllin· 1, 3 – Dimethyl;
Theobromin: 3, 7 – Dimethyl;
Koffein: 1, 3, 7 – Trimethyl.

Abb. 33.

Wirksame Inhibitoren sind Xanthinderivate. Die Suche
nach stärker wirkenden Derivaten führte u. a. zum
1-Methyl-3-Isobutylxanthin, das etwa fünfzehnmal aktiver als Theophyllin ist.

M & B 22948 (Abb. 34) unterdrückt die Anaphylaxie
in verschiedenen Testsystemen 20—50fach effektiver
als DSCG und ist bei oraler Applikation aktiv. Neben
der Hemmung der Mediatorabgabe wurden auch Hemmun-
gen der Mediatorwirkungen beobachtet, z. B. wurde der
spasmogene Effekt von Histamin, SRS-A und $PGF_{2\alpha}$
auf die Bronchialmuskulatur unterdrückt.

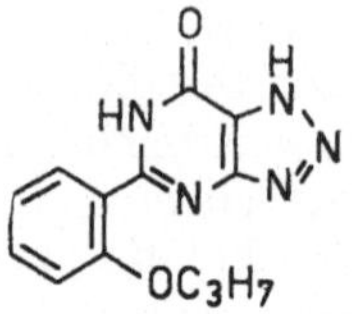

M & B 22 948

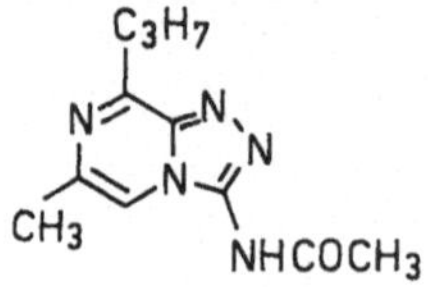

I. C. I. 58 301

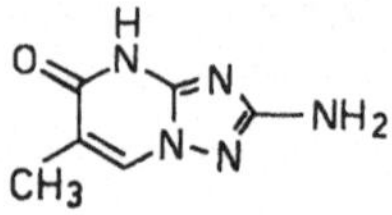

I C I 63 197

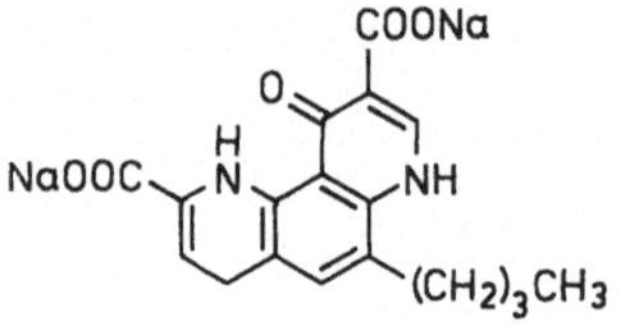

I. C I 74 917

Abb. 34.

Einige andere Phosphodiesterase-Hemmer wie Imido-pyrazine und Pyrazol-Pyridin-Substanzen wirkten auf andere Testsysteme als Mastzellen.

I.C.I. 58301 (Abb. 34) schützt Meerschweinchen gegen die Wirkungen einer Histamin-Inhalation mit einer oralen ED_{50} von 0,5 mg/kg. 1—10 µg/ml reduzierten den Spasmus isolierter Meerschweinchen-Lungen, die mit Histamin, Azetylcholin, 5-Hydroxytryptamin oder Bradykinin perfundiert waren. Die Substanz soll keine zentralnervösen und kardiovaskulären Effekte haben. Vergleichbar wirken I.C.I. 63197 und I.C.I. 74917 (Bu-frolin) (s. Formeln). Eine vergleichende Untersuchung verschiedener Phosphodiesterasehemmer findet sich bei

COULSON et al. (1977). Aus dem Vorkommen unterschiedlicher Phosphodiesterase-Formen leitet sich die Hoffnung ab, spezifische Hemmstoffe für bestimmte, vielleicht zellspezifische Esterase-Formen zu finden.

Bronchospasmin (Abb. 35) ist sowohl β-Rezeptor-Stimulans als auch Phosphodiesterase-Hemmer. Diese Substanz besitzt bronchospasmolytische Wirkungen.

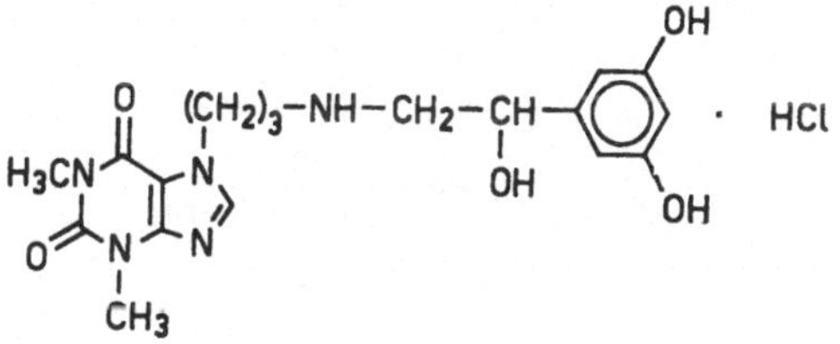

Abb. 35

15.5. Antagonisten der Mediatoren

Der Anteil einzelner Mediatoren an der Auslösung anaphylaktischer Erscheinungen ist von der Spezies und dem untersuchten Gewebe abhängig und nur z. T. bekannt. Deshalb erscheint es als sehr schwierig, für jeden Mediator einen Antagonisten in entsprechender Kombination und Konzentration einsetzen zu können. Weiterhin werden lokal aus Mastzellen und Basophilen so große Mediatorkonzentrationen freigesetzt, daß eine effektive Blockade z. Z. kaum erreichbar ist. Mit den zur Verfügung stehenden Antihistaminika lassen sich in vivo die zur vollständigen Unterdrückung der Histaminwirkung erforderlichen hohen Konzentrationen nicht erreichen (LICHTENSTEIN, 1973). Zu den antagonistischen Wirkungen kommen aber sedierende, anticholinergische, lokalanästhetisierende und Placebo-Effekte hinzu. Nach LICHTENSTEIN (1973) ist das klinische Potential von Antihistaminika nicht voll ausgeschöpft. In Konzentrationen von 10^{-5} bis 10^{-6} M wirken sie als untoxische, reversible Hemmer der Abgabe von Histamin aus Mastzellen. Diese

Konzentrationen sind in vivo nicht erreichbar. Es wurde empfohlen, die Antihistaminika-Forschung in diese Richtung zu lenken. H_2-Rezeptorblocker wie Burinamid, Metiamid und Cimetidin sind für die Therapie von Anaphylaxien nicht geeignet (s. Abschn. 13.2. und Tab. 15). Histidindekarboxylase-Hemmer wurden im Abschn. 13.2. erwähnt. Ca^{2+} wirkt in vivo unspezifisch spamolytisch und kapillarabdichtend.

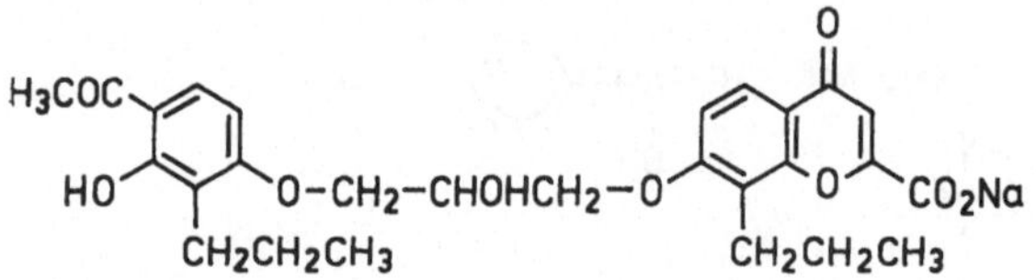

Abb. 36.

Neben Antagonisten des Histamins gibt es seit kurzer Zeit einen SRS-A-Antagonisten, FPL 55712 (Abb. 36). FPL 55712 ist ein potenter, selektiver und dosisabhängiger kompetitiver Antagonist der SRS-A verschiedener Spezies am isolierten Meerschweinchenileum. Daten über eine in-vivo-Anwendung lagen noch nicht vor.

Auch Polyphloretinphosphat hemmt die SRS-A und weiter die bronchokonstriktorische Wirkung des $PGF_{2\alpha}$.

5-Hydroxy-Tryptamin-Antagonisten spielen bei der Behandlung von Anaphylaxien entsprechend der Bedeutungslosigkeit dieses Mediators beim Menschen (in Bezug auf Anaphylaxie) keine Rolle.

16.　Literatur

ASSEM, E. S. K.: In: GANDERTON, M. A. und A. W. FRANKLAND (Hrsg.): Allergy '74. Pitman Med.Publ., Tunbridge Wells, 1975, S. 93.

AUSTEN, K. F.: Fed. Proc. **33**, 2256 (1974).

AUSTEN, K. F. und L. M. LICHTENSTEIN: Asthma. Physiology, immunopharmacology and treatment. Academic Press, New York, San Francisco, London 1973.

BECKER, E. L.: Adv. Immunol. **13**, 267 (1971).

BECKER, E. L. und P. M. HENSON: Adv. Immunol. **17**, 93 (1973).

BELL, G. I.: Proc. First Ann. Life Sci. Symp. "Mammalian cells — probes and problems", Los Alamos, Oct. 1973.

BELL, G. I.: Nature (Lond.) **248**, 430 (1974).

BENNICH, H. und H. v. BAHR-LINDSTRÖM: In: BRENT, L. und J. HOLBOROW (Hrsg.): Progress in immunology, II, Vol. 1, North Holland Publ. Company, Amsterdam, London 1974, S. 49.

BENNICH, H. und S. G. O. JOHANSSON: Adv. Immunol. **13**, 1 (1971).

BENNICH, H., S. G. O. JOHANSSON, H. v. BAHR-LINDSTRÖM und T. KARLSSON: In: JOHANSSON, S. G. O., K. STRANDBERG und B. UVNÄS (Hrsg.): Molecular and biologcial aspects of the acute allergic reaction. Plenum Press, New York 1976, S. 175.

BERRENS, L.: The chemistry of atopic allergens. Monographs in Allergy, Vol. 7, Karger, Basel 1971.

BOURNE, H. R., L. M. LICHTENSTEIN, L. K. MELMON, C. S. HENNEY, Y. WEINSTEIN und G. M. SHEARER: Science **184**, 19 (1974).

BROCKLEHURST, W. E.: Progr. Allergy **6**, 539 (1962).

BUTLER, V. P., J. F. WATSON, D. H. SCHMIDT, J. D. GARDNER, W. J. MANDEL und C. L. SKELTON: Pharmacol. Rev. **25**, 239 (1973).

12*

CAMMARATA, A., J. SMITH und N. P. WILLETT: J. Pharm. Sci. **64**, 1325 (1975).

COULSON, C. J., R. E. FORD, S. MARSHALL, J. L. WALKER, K. R. H. WOOLDRIDGE, K. BOWDEN und T. J. COOMBS: Nature (Lond.) **265**, 545 (1977).

COX, J. S. G., J. E. BEACH, A. M. J. N. BLAIR, A. J. CLARKE, J. KING, T. B. LEE, D. E. E. LOVEDAY, G. F. MOSS, T. S. C. ORR, J. T. RITCHIE und P. SHEARD: Adv. Drug Res. **5**, 115 (1970).

CUATRECASAS, P.: Biochem. Pharmacol. **23**, 2353 (1974).

DE WECK, A. L.: Z. Immun.-Allergieforsch. Suppl. **1**, 37 (1974).

DE WECK, A. L.: In: SELA, M. (Hrsg.): The antigens. Vol. II, Academic Press, New York, San Francisco, London, 1974, S. 142.

DE WECK, A. L. und C. H. SCHNEIDER: Bayer Symp. **I**, 32 (1969).

ERDÖS, E. G.: Biochem. Pharmacol. **25**, 1563 (1976).

FRIEMEL, H. und J. BROCK: Grundlagen der Immunologie, 3. Aufl., WTB Band 109, Akademie-Verlag, Berlin 1976.

GANDERTON, M. A. und A. W. FRANKLAND (Hrsg.): Allergy '74. Pitman Med. Publ., Tunbridge Wells, 1975.

GIERTZ, H.: In: FORTH, W., D. HENSCHLER und W. RUMMEL (Hrsg.): Allgemeine und spezielle Pharmakologie und Toxikologie. Bibliographisches Institut, Mannheim, Wien, Zürich, 1975.

HAMBURGER, R. N.: Science **189**, 389 (1975).

HAMBURGER, R. N.: Offenlegungsschrift 2602443, Deutsches Patentamt, BRD, 21. 10. 1976.

HUGLI, T. E.: J. Biol. Chem. **250**, 8293 (1975).

ISHIZAKA, T.: Int. Arch. Allergy appl. Immunol. **49**, 129 (1975).

ISHIZAKA, K.: Int. Arch. Allergy appl. Immunol. **49**, 255 (1975).

ISHIZAKA, K.: Adv. Immunol. **23**, 1 (1976).

JÄGER, L.: Grundlagen der klinischen Immunologie. Akademie-Verlag, Berlin 1978.

JERRY, L. M. und A. K. SULLIVAN: In vitro **12**, 236 (1976).

KOROLKOVAS, A.: Grundlagen der molekularen Pharmakologie und der Arzneimittelentwicklung. G. Thieme Verl., Stuttgart 1974.

LANDSTEINER, K.: The specificity of serological reactions. Dover Publ., New York 1962.

LICHTENSTEIN, L. M.: In: AUSTEN, K. F. und L. M. LICHTEN-
STEIN (Hrsg.): Asthma. Physiology, immunopharmacology
and treatment. Academic Press, New York, San Francisco,
London, 1973, S. 91.

LICHTENSTEIN, L. M.: Int. Arch. Allergy appl. Immunol. **49**,
143 (1975).

METZGER, H.: Adv. Immunol. **18**, 169 (1973).

MONGAR, J. L. und H. O. SCHILD: Physiol. Rev. **42**, 226 (1962).

MONGAR, J. L. und D. WINNE: J. Physiol. **182**, 79 (1966).

MOVAT, H. Z. (Hrsg.): Cellular and humoral mechanisms in
anaphylaxis and allergy. Karger Verl., Basel, New York,
1969.

O'BRIEN, R. A., M. BOUBLIK und S. SPECTOR: J. Pharmacol.
Exp. Ther. **194**, 145 (1975).

OPFERKUCH, W.: Immunität und Infektion **5**, 5 (1977).

OSLER, A. G. und R. P. SIRAGANIAN: Progr. Allergy **16**, 450
(1972).

PARKER, C. W., T. J. SULLIVAN und H. J. WEDNER: In: GREEN-
GARD, P. und G. A. ROBISON (Hrsg.): Adv. cyclic nucleotide
Res., Vol. 4, Raven Press, New York, 1974, S. 1.

RATNOFF, O. D.: Adv. lmmunol. **10**, 145 (1969).

RESCH, K. und E. FERBER: In: ROSENTHAL, A. S. (Hrsg.):
Immune recognition. Acad. Press, New York, San Francisco,
London, 1975, S. 281.

ROSENTHALE, M. E. und H. C. MANSMANN jr. (Hrsg.): Immunopharmacology. Spectrum Publications, New York 1975.

SCHELER, W.: Grundlagen der allgemeinen Pharmakologie.
G. Fischer Verl., Jena 1969.

SCHILD, H. O. (Hrsg.): Immunopharmacology. Pergamon Press,
Oxford 1968.

SCHNEIDER, C. H. und A. L. DE WECK: Int. Arch. Allergy **36**,
129 (1969).

SELA, M.: Ann. New York Acad. Sci. **169**, 23 (1970).

SELYE, H.: The mast cells. Butterworths, Washington, 1965.

SINGER, S. J. und G. L. NICOLSON: Science **175**, 720 (1972).

SMITHIES, O.: In: CINADER, B. (Hrsg.): Regulation of the anti-
body response. Thomas, Springfield, 1971, S. 363.

SPECTOR, S.: Proc. 5 th Int. Congr. Pharmacol., San Francisco
1972, Vol. 5, Karger Verl., Basel, 1973, S. 391.

STANWORTH, D. R.: Immediate hypersensitivity. The molecular
basis of the allergic response. North-Holland Publ. Comp.,
Amsterdam, London, 1973.

SULLIVAN, T. J., K. L. PARKER, S. E. EISEN und C. W. PARKER:
    J. Immunol. **114**, 1480 (1975).
SULLIVAN, T. J., K. L. PARKER, W. STENSON und C. W. PARKER:
    J. Immunol. **114**, 1473 (1975).
UHLEKE, H.: Z. Immun.-Allergieforsch. Suppl. **1**, 22 (1974).
UVNÄS, B.: Proc. 5th Int. Congr. Pharmacol., San Francisco
    1972, Vol. 4, Karger Verl., Basel 1973, S. 306.
VOGT, W.: Pharmacol. Rev. **26**, 125 (1974).
WEIGLE, W. O.: Adv. Immunol. **1**, 283 (1961).
WISSLER, J. H., V. J. STECHER und E. SORKIN: Int. Arch.
    Allergy **42**, 722 (1972).
Proc. New York heart assoc. symp. immunopharmacology,
    Pharmacol. Rev. **25**, 157 (1973).

Begriffserklärungen

Adenylatzyklase: Enzym, katalysiert die Bildung von zyklischem Adenosinmonophosphat (cAMP) aus Adenosintriphosphat (ATP), vgl. Abb. 8. Die in der Plasmamembran vorkommende Adenylatzyklase wird durch Rezeptoren der Zelloberfläche, die mit verschiedenen Wirkstoffen reagieren können, gesteuert. cAMP („zweiter Bote") löst spezifische Reaktionen aus.

adrenerger Rezeptor: Rezeptoren an adrenerg innervierten Organen, einzuteilen in α- und β-Rezeptoren. α-Rezeptorstimulantien (α-Sympathikomimetika) wie Noradrenalin oder Phenylephrin bewirken u. a. eine Steigerung der Membranpermeabilität, Auslösung von Aktionspotentialen und **exzitatorische Wirkung** auf die glatte Muskulatur bzw. Steigerung der Mediatorabgabe aus Mastzellen (Abb. 18). β-Rezeptorstimulantien (β-Sympathikomimetika) wie Isoproterenol führen über Steigerung des intrazellulären Spiegels an cAMP, Membranstabilisierung, Erhaltung des Ruhepotentials zur Erschlaffung der glatten Muskulatur. β_2-Rezeptorstimulantien (Abb. 32) haben geringere Nebenwirkungen auf das Herz. Sympathikolytika (Rezeptorenblocker) hemmen die Wirkung der Mimetika. Beispiel für einen β-Rezeptorenblocker: Propranolol.

Allergie: Veränderte Reaktionslage eines Organismus nach erfolgter Sensibilisierung. Einwirkung eines Allergens (Antigens) induziert die Ausbildung spezifischer Antikörper oder sensibilisierter Immunzellen. Einteilung der Allergietypen nach GELL und COOMBS in Abschn. 1.

Allosterie: Reversible Veränderung der Konformation von Polypeptidketten, unter dem Einfluß von Liganden Übergang von einem Zustand in einen anderen.

Anaphylatoxin: pharmakologisch aktive Spaltprodukte der Komplementkomponenten C3 bzw. C5, im Abschn. 8 näher beschrieben.

Anaphylaxie: Allergische Reaktion des Typs I nach GELL und COOMBS, syn.: Atopische Reaktion. Reaktion zwischen zellgebundenem Immunglobulin der Klasse E mit seinem Allergen und folgender Mediatorfreisetzung (vgl. Abb. 1).

Antigen: Als körperfremd erkannte Substanz, die eine Immunantwort (Antikörperbildung, Lymphozytenaktivierung) induziert („Immunogen") bzw. auslöst. Die Reaktion ist gegen einzelne → Epitope des Antigenmoleküls gerichtet. Im Gegensatz zu → Haptenen sind Antigene multivalent. Allergene sind Antigene, die zu überschießenden Reaktionen im Sinn von Anaphylaxien führen.

Antikörper: → Immunglobulin

Basophile: Granulozyten mit basophilen Granula (s. Abschn. 10).

B-Lymphozyt: Knochemark (bone marrow)-abgeleiteter Lymphozyt, der sich unter Antigen-Stimulus zur Plasmazelle differenziert (Antikörperproduktion, Substrat der humoralen Immunität).

Compound 48/80: Kondensationsprodukt von p-Methoxyphenäthylamin mit Formalin (Abb. 14), induziert Mediatorabgabe aus Basophilen und Mastzellen.

Eosinophile: Granulozyten mit eosinophilen Granula (s. Abschn. 14).

Epitop: (syn.: antigene Determinante) Oberflächenstruktur auf einem (komplexeren) Antigenmolekül, gegen die ein bestimmtes Immunglobulin gerichtet ist.

Hapten: kleinmolekulare, immunologisch monovalente Struktur, mit der ein Immunglobulin reagieren kann, die für sich allein aber nicht immunogen ist. Diese Eigenschaft kann ein Hapten durch Bindung an einen Träger erlangen.

Histamin: Mediator der humoralen Immunität, vgl. 13.2.

5-Hydroxytryptamin (Serotonin): Mediator der humoralen Immunität, vgl. 13.3.

Immunglobulin: Von Immunzyten (Plasmazellen) gebildetes Glykoprotein, das spezifisch mit Antigenen reagiert („Antikörper"), vgl. 7.1. und 9.

Immunogen: Körperfremde Substanz, die eine Immunantwort induziert und zu einer Immunität führen kann.

Ionophor: Pharmakon, das den Ausgleich bestimmter Ionengradienten gestattet, z. B. den Eintritt von extrazellulärem Ca^{2+} in Zellen.

Katecholamine: Bezeichnung für Sympathikomimetika (vgl. adrenerger Rezeptor).

Kinine: biologisch aktive Peptide, vgl. 13.8.

Komplement: System aus mindestens 11 Serumproteinen mit enzymatischer Aktivität, die durch Antigen-Antikörper-Reaktionen oder andere Mechanismen aktiviert werden können. Verstärkung der Reaktion im Sinne einer Entzündung. Bei der Aktivierung werden pharmakologisch aktive Spaltprodukte freigesetzt (Anaphylatoxine); Vgl. Abschn. 8.

Konformation: Räumliche Zustandsform (Anordnung) von Molekülen. Konformationsdeterminanten sind durch die räumliche Anordnung entstehende Strukturen innerhalb eines Moleküls (Epitope), gegen die eine Immunantwort gerichtet sein kann. Im Gegensatz dazu sind Sequenzdeterminanten von geringerer Bedeutung.

Ligand: (zu) bindende Substanz.

Makrophage: Mononukleäre phagozytierende Zellen (Histiozyten, Monozyten etc.)

Mastzelle: Bindegewebselemente mit metachromatisch anfärbfarben Granula, vgl. Abschn. 10.
Mikrofilamente und Mikrotubuli: Filamentöse bzw. tubuläre Strukturen im Zytoplasma, die u. a. Membrankomponenten in ihrer Position verankern, vgl. Abschn. 6.3.

Mitogene: Substanzen, die Mitosen induzieren. Phytomitogene sind Lektine mit mitogenen Eigenschaften.

Multivalenz: Mehrwertigkeit von Antigenen und Antikörpern. Auf der Multivalenz beruhen einige Besonderheiten immunologischer Reaktionen (vgl. 5.3.).

PAF: Platelet activating factor, Mediator der humoralen Immunität, vgl. 13.6.

Phosphodiesterase: Enzym, spaltet cAMP (vgl. Abb. 8, → Adenylatzyklase). Hemmstoffe der Phosphodiesterase führen zu einer Zunahme von cAMP.

Plasmazelle: Antikörperproduzierende Zelle, letzte Differenzierungsform der B-Lymphozyten.

Prausnitz-Küstner-Reaktion: Form der passiven kutanen Anaphylaxie. Prinzip: Intrakutane Injektion von Atopiker-Serum bei gesunden Probanden, nach ca. 48 h Injektion des entsprechenden Allergens am gleichen Ort. Lokale Antigen-Antikörper-Reaktion mit Quaddelbildung und Rötung.

Prostaglandine: Pharmakologisch aktive Derivate der Prostansäure, vgl. 13.7.

Schultz-Dale-Test: Aktiv oder passiv sensibilisierte glattmuskuläre Organe (bevorzugt Meerschweinchenileum) reagieren bei Antigenkontakt mit Kontraktion.

SRS-A: Slow reacting substance of anaphylaxis, Mediator der humoralen Immunität, vgl. 13.4.

T-Lymphozyt: Thymus-geprägter Lymphozyt, Träger der zellulären Immunität.

LOTHAR JÄGER

Grundlagen der Klinischen Immunologie

(Wissenschaftliche Taschenbücher, Reihe Biologie)

1978. 267 Seiten — 42 Abbildungen — 42 Tabellen — 12,50 M
Bestell-Nr. 762 339 5 (7190)

Die Anwendung immunologischer Kenntnisse in der Klinik
hat die Klinische Immunologie als eigene Disziplin entstehen
lassen. Ausgehend von dem Band „Grundlagen der Immunologie" von FRIEMEL/BROCK wird ein gestraffter Überblick
über die aktuelle Bedeutung der Klinischen Immunologie
gegeben. Nach der Erörterung der Immunabwehr (Infektionen,
Tumoren) schildert der Autor die Prinzipien der pathogenen
Immunreaktion und erläutert sie an Hand der heterologen
(u. a. Arzneimittelallergie), isologen (Transfusion und Trans-
plantation) und autologen Sensibilisierung (Autoimmun-
erkrankungen). Gesondert werden Immundefekte und Immun-
proliferationskrankheiten behandelt. In den abschließenden
Kapiteln folgen die klinisch immunologische Diagnostik und
Therapie.

Ihr Buchhändler
hält alle Wissenschaftlichen Taschenbücher für Sie bereit!

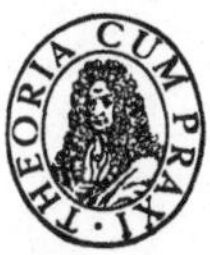

A K A D E M I E - V E R L A G · B E R L I N